MON CAHIER AYURVEDA

ÉLOÏSE FIGGE

ILLUSTRATIONS
DJOÏNA AMRANI (INTÉRIEUR)
ISABELLE MAROGER ((OUVERTURE)

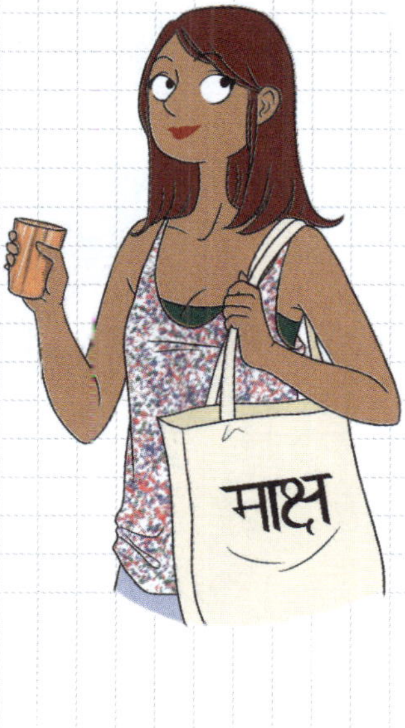

SOLAR EDITIONS

SOMMAIRE

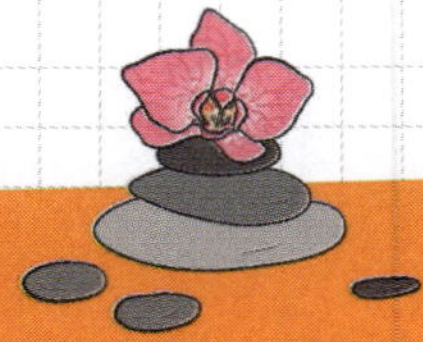

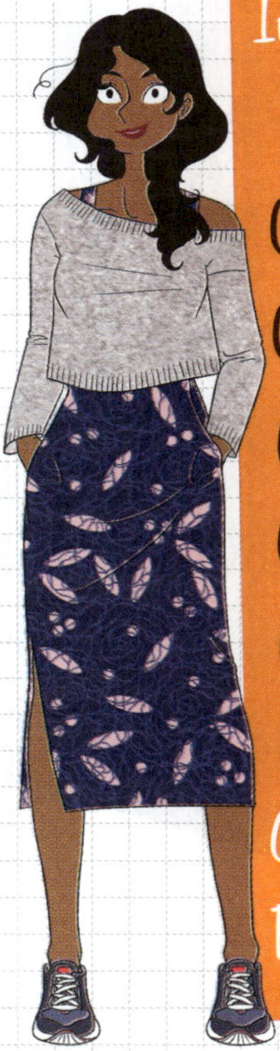

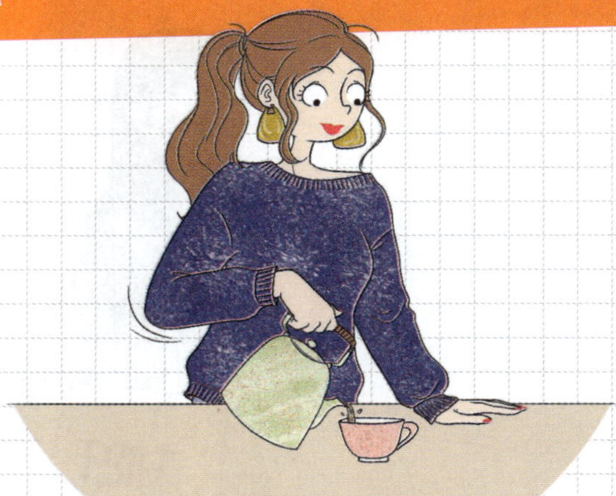

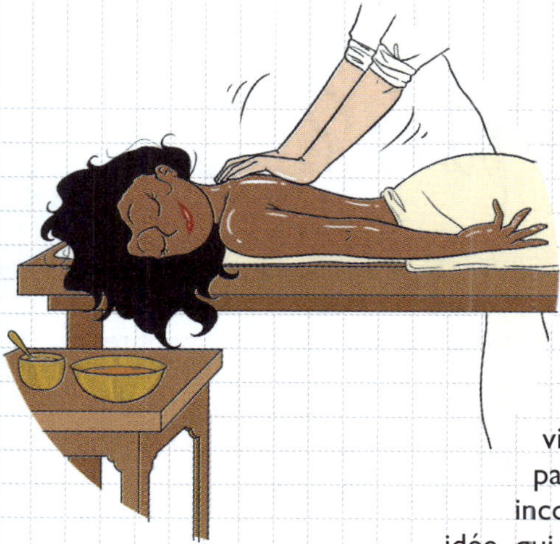

Introduction

Hey, les yogini girls (et les filles qui ont envie de bien-être), il est temps de se mettre à l'ayurveda! Médecine multimillénaire venue d'Inde et sœur du yoga, l'ayurveda vise à rééquilibrer l'ensemble de l'organisme. Celle-ci a la particularité de considérer le bien-être comme une part incontournable de l'équilibre et de la santé. Une bonne idée, qui a amené l'ayurveda à développer des massages cocooning, une cuisine épicée et colorée, des enchaînements de yoga équilibrants et vitalisants, des routines feel good à base de plantes, des rituels de beauté… Des arguments convaincants pour commencer!

Pourquoi s'intéresser à l'ayurveda? Parce que si cette méthode existe depuis tant d'années, c'est que ça marche! Grande tendance d'aujourd'hui, elle doit sa longévité à son efficacité. Et depuis tout ce temps, l'ayurveda a été utilisée pour tout : prendre soin de soi au quotidien, adapter son alimentation par rapport à sa constitution, son état de santé, et ses besoins, traiter des pathologies chroniques, donner des soins thérapeutiques… Reposant sur la théorie des énergies vitales, les doshas, l'ayurveda détermine le profil ayurvédique de chacune et vous promet un coaching personnalisé!

« Science de la vie » selon son étymologie, l'ayurveda est magique! Grâce à une nutrition et à des gestes de bien-être adaptés à votre profil, vous retrouverez l'équilibre et l'harmonie *body & mind*. Mais ça ne s'arrête pas là! Diététique, méthode énergétique, l'ayurveda vous offrira dans ce cahier des programmes spécial minceur, vitalité ou encore antistress. Et puisque la femme occupe une place centrale en ayurveda, vous apprendrez à écouter votre féminité et à progresser dans votre vie. Recettes yummy, conseils phyto et lifestyle, programme détox saisonnier, séquences yoga… Plein d'idées efficaces pour vous chouchouter tout en étant plus healthy. Et en bonus, des conseils de beauté uniques, car il est bien connu que les Indiennes ont une chevelure de lionne et une peau de rêve.
De quoi vous donner envie de danser sur des airs de Bollywood! On commence;)

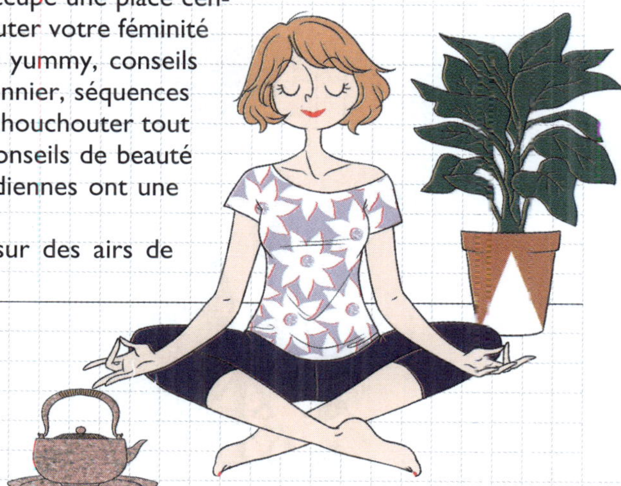

Test : L'ayurveda, ça me parle ?

L'ayurveda, c'est tout un univers, avec son langage, sa perception du monde et ses petits rituels. C'est une philosophie qui veut votre bien, qui veut vous chouchouter. Mais êtes-vous prête à vous y plonger ? Êtes-vous ayurvédique friendly ? Mesurez vos affinités par ce petit test !

C'est un beau matin d'été bien chaud, vous vous levez tôt, vers 7 heures :

● Vous enfilez un short et vous partez faire un running entre amis. Vous savourerez un café bien mérité en rentrant. Une omelette ou un müesli seraient aussi bienvenus.

■ Se lever à 7 heures est tout juste impensable ! Vous optez pour une grasse mat' et un bon gros petit dej' avec café, pain, beurre, miel et confiture.

◆ Vous préparez quelques fruits et un thé à emporter, puis vous filez à la plage pour un bain matinal. Petit déjeuner sur la plage après la baignade !

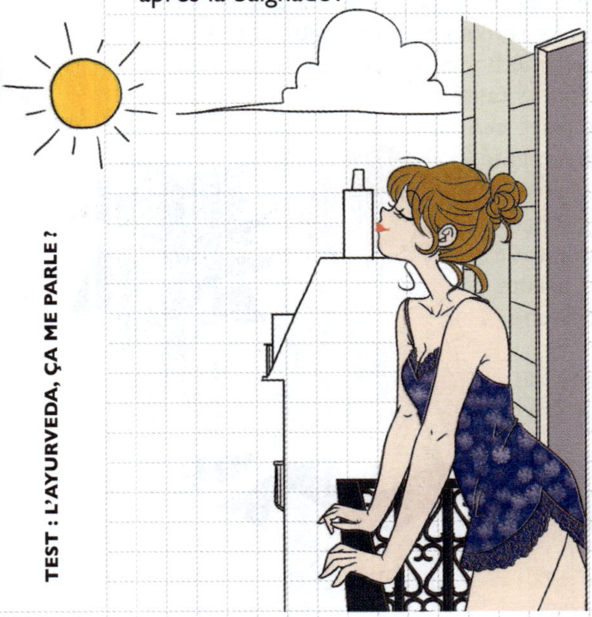

Il est 15 heures, vous avez eu une journée déjà plutôt dense et difficile, vous cherchez de l'énergie :

■ Vous prenez un café et une cigarette ou bien une pâtisserie bien sucrée, histoire de relancer la machine.

● Vous optez pour du maté et des amandes.

◆ Vous faites 400 respirations du crâne qui brille.

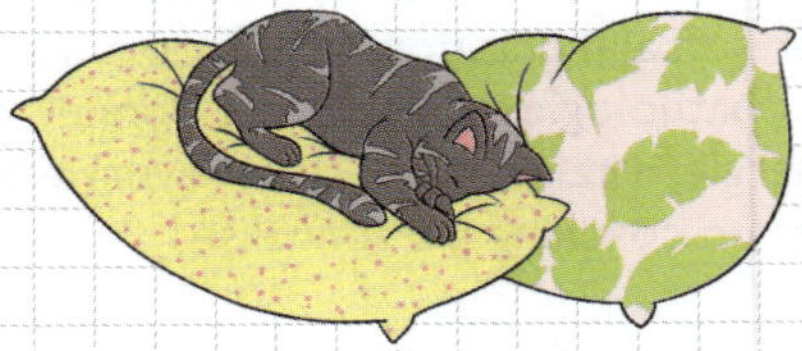

Vous vous réveillez un matin d'hiver le nez complètement bouché, un début de rhume assuré :

● Vous décidez de ralentir un peu le rythme, d'alléger votre alimentation et de prendre de l'huile essentielle de niaouli ou de ravintsara.

■ Vous continuez à manger normalement, voire plus, car vous manquez d'énergie. Si vraiment ça ne passe pas, vous irez voir le docteur.

◆ Vous vous nettoyez le nez à l'eau salée avec un neti pot pendant plusieurs jours le matin, et vous optez pour une alimentation à base de soupes épicées.

En fin de repas, votre meilleur allié :

■ Un café !
● Un carré de chocolat !
◆ Une tisane cumin-fenouil-coriandre !

Dimanche de printemps pluvieux :

■ Ça vous donne le cafard. Vous faites la grasse mat' et vous binge-watchez des séries avec votre chéri toute la journée dans le canapé.
● Vous rejoignez des amis pour un brunch et passez l'après-midi à jouer à des jeux de société.
◆ Vous décidez d'affronter les éléments. Vous faites une séance de Crossfit avec des amis et, après un bon déjeuner healthy, vous allez au hammam pour vous relaxer et transpirer un peu plus.

Le cycle des saisons, pour vous, c'est :

◆ Capital. Vous observez les changements de la nature et essayez de comprendre leur impact sur vous, sur votre santé, vos humeurs…
● Vous pressentez que ça joue un rôle, vous ressentez le blues hivernal par exemple, mais vous avez du mal à cerner comment vous adapter. Vous suivez les conseils des magazines, c'est bien non ?
■ Pas le temps d'y penser, trop occupée !

Faites les comptes !

◆	●	■

Vous avez une majorité de ◆ : *Vous avez déjà l'ayurveda dans la peau !*

Vous connaissez sûrement déjà l'ayurveda, vous avez déjà lu un ou deux livres sur la méthode et ses concepts, que vous essayez d'appliquer à votre vie. Vous avez choisi un mode de vie sain. Pour vous, l'alimentation est capitale, pour votre corps mais aussi pour votre esprit. Vous vivez en conscience de vous-même et de votre environnement. Chaque choix est guidé par votre recherche d'équilibre. Bravo !

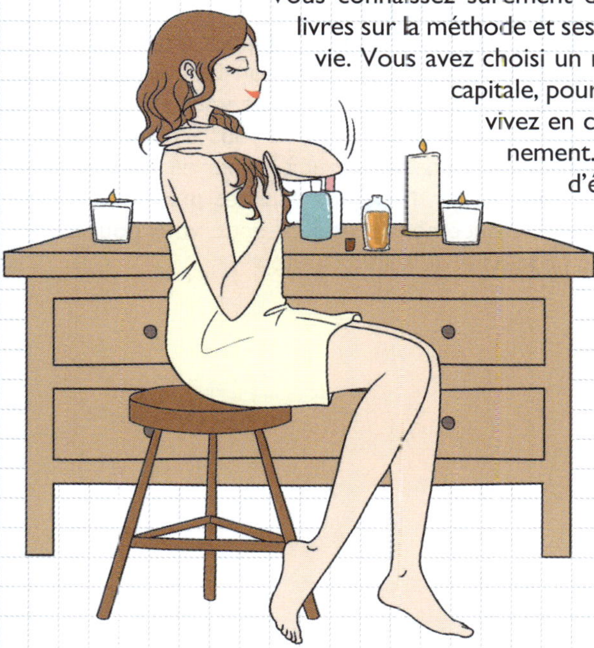

Ce cahier va vous accompagner dans votre cheminement, dans votre recherche de bien-être et d'équilibre physique et mental grâce à l'ayurveda. Vous comprendrez mieux votre profil ayurvédique et vous découvrirez de nombreuses idées à incorporer à votre routine, des recettes ayurvédiques secrètes pour vous énergiser ou vous détendre et des exercices de yoga et de respiration. Différents programmes personnalisés vous aideront à appliquer l'ayurveda facilement, pour mincir, booster votre énergie, vous calmer, vous détoxifier, vous retrouver.

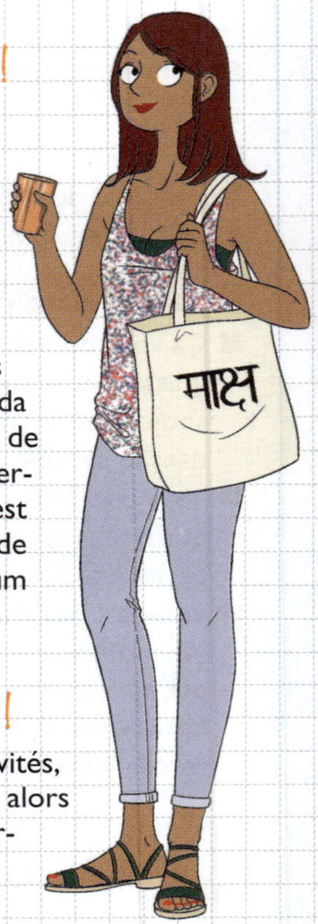

Vous avez une majorité de ● : *Sans le savoir, vous avez l'intuition de l'ayurveda !*

Vous êtes déjà attirée par tout le mouvement healthy. Vous adorez vous documenter sur tous ces concepts et vous les expérimentez, toujours en recherche de plus de bien-être. Mais parmi tous ces courants, vous vous sentez parfois un peu perdue, vous avez l'impression de tout mélanger, pour peu de résultats en fin de compte. Vous avez une vie très active et vous avez besoin de soutien pour regagner en vitalité et en énergie. Ce cahier est parfait pour vous ! Il va vous permettra de comprendre ce qui est vraiment bon pour vous et de travailler spécifiquement sur vos problématiques. Plus besoin de compiler les méthodes healthy, l'ayurveda répond à tout, qu'il s'agisse de bien-être, de minceur, d'énergie, et même de beauté ou de développement personnel ! Le must : en ayurveda, tout est personnalisé ! Vous allez vous reconnecter à vous-même, comprendre ce qui est vraiment bon pour vous, adopter une alimentation feel good, prendre soin de vous avec des routines, du yoga, des plantes, vous détoxifier… Un maximum de possibilités et de bénéfices !

Vous avez une majorité de ■ : *Ayur… quoi ? Vous et l'ayurveda, ça fait deux !*

Vous êtes du genre à aller vers les extrêmes, que ce soit en sport, en activités, en sorties ou en alimentation. Votre corps comme vos émotions peuvent alors passer à la trappe. Vous avez donc tendance à accumuler les tensions corporelles, les émotions bloquées, les toxines et même les petits kilos. Sur la durée, ce mode de vie déséquilibré, bien qu'addictif, n'est pas tenable. Vous risquez l'épuisement et les soucis de santé.

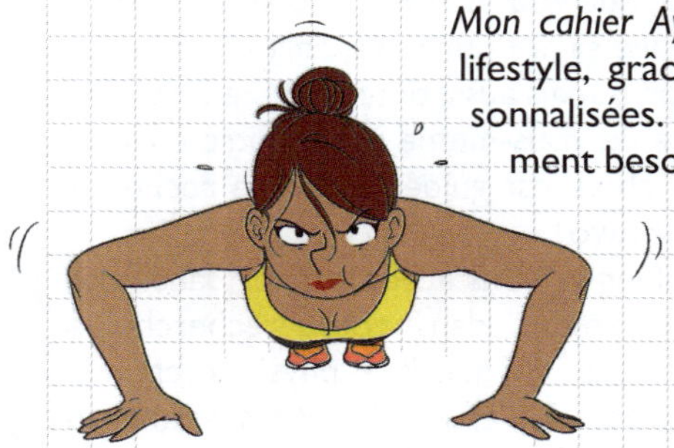

Mon cahier Ayurveda est là pour vous aider à adopter un meilleur lifestyle, grâce à des routines et à une alimentation bien-être personnalisées. Il va vous aider à comprendre ce dont vous avez vraiment besoin, vous inviter à prendre le temps de vous arrêter pour réfléchir à vous. Vous avez tout à gagner en intégrant certains de ces tips. Naviguez dans les programmes et essayez ! Doucement mais sûrement, vous pouvez lancer le processus de réinitialisation !

Chapitre 1

Ayur... quoi ?

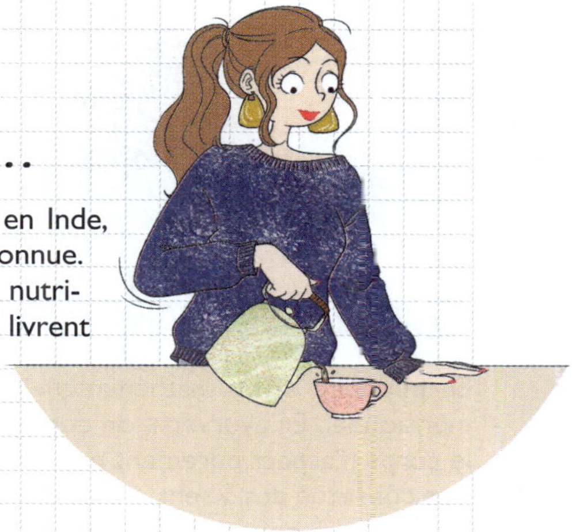

La première science médicinale connue...

C'est il y a très longtemps (– 3 000 avant Jésus-Christ), en Inde, qu'est née l'ayurveda, la première école de médecine connue. Elle était fondée sur la connaissance par l'expérience, la nutrition et les remèdes à base de plantes. Les textes anciens livrent des connaissances très poussées en médecine générale ou en chirurgie notamment. C'est d'ailleurs à Sushruta, auteur du premier recueil ayurvédique fondamental, que l'on doit l'invention de l'opération sous anesthésie !

... et reconnue !

L'ayurveda est utilisée depuis des millénaires en Inde en tant que médecine et est toujours d'actualité. Elle a su évoluer pour s'adapter à notre époque et elle s'est même propagée dans le monde entier, aux États-Unis, au Brésil, au Mexique, en Asie, en Europe, où on l'apprécie pour sa conception globale de la santé (elle ne sépare pas corps, esprit et « âme ») et ses méthodes douces mais ultra-efficaces pour soigner mais aussi pour entretenir la santé et le bien-être...

L'ayurveda est officiellement reconnue en tant que médecine traditionnelle par l'Organisation mondiale de la santé (OMS) !

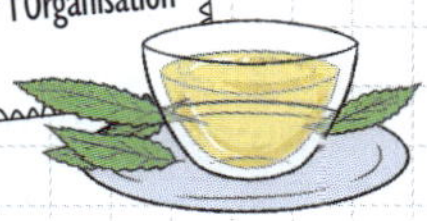

Une science énergétique

Sa conception du monde est très différente de la nôtre : elle se fonde sur une énergie fondamentale originelle appelée Prana et sur les jeux et actions des éléments en nous et autour de nous.

Le Prana, quèsaco ?

Le Prana, ou « énergie primaire » ou « principe de vie », est la force de vie en philosophie ancienne hindoue et védique (origine de toutes les philosophies indiennes). Il s'agit d'une énergie vitale dynamique, d'un flux constant qui circule dans le corps, anime l'esprit et insuffle la conscience, le souffle de vie. Sans Prana, rien ne peut exister. C'est la force créatrice à l'origine des 5 éléments (Espace, Air, Feu, Eau et Terre) et de leurs manifestations matérielles ou subtiles. Elle sous-tend tout ce qui existe.

Laisser circuler l'énergie !

Le Prana est la vie en nous, l'énergie qui permet à notre corps et à notre esprit de fonctionner. C'est lui qui nous anime. Il relie aussi les organes (comme s'il sous-tendait tout l'organisme), permet les échanges d'informations entre les cellules, il ramène les informations des sens (odorat, goût, vue, toucher, ouïe) à notre compréhension, il fait fonctionner le métabolisme sans que nous en ayons conscience, il permet de penser, de se rappeler, de bouger… Bref, tout est Prana ! Et il circule dans le corps à travers la respiration. C'est pourquoi les yoginis travaillent le pranayama, des exercices de respiration, afin de faire circuler et de concentrer le Prana.

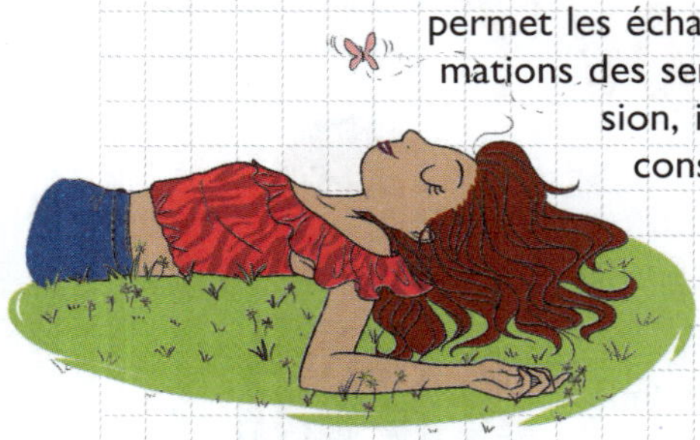

Une méthode body & mind

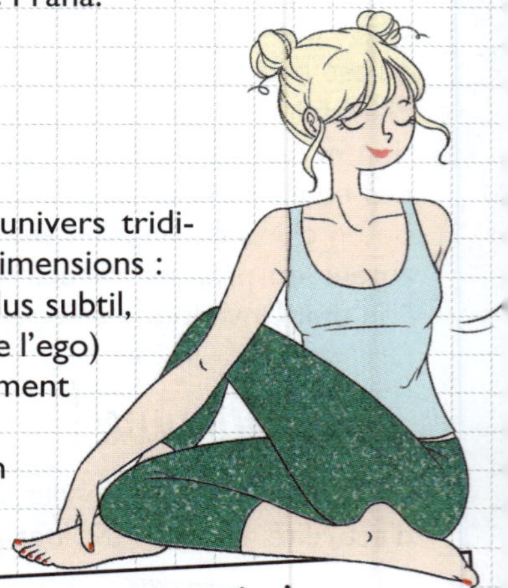

En physique et en mathématiques, on parle généralement de l'univers tridimensionnel. En ayurveda, on considère l'être humain sous trois dimensions : le corps (l'aspect purement matériel et physiologique), l'esprit (plus subtil, il se constitue des 5 sens, de la mémoire, de l'intellect mais aussi de l'ego) et l'âme, ou conscience, l'élément le plus éthérique : c'est l'élément divin caché, fait de pur Prana originel.

Comme ces trois dimensions se superposent, avec l'ayurveda on va chercher à soigner le corps mais aussi à équilibrer l'esprit et se rapprocher de l'âme. Nous sommes bien plus que notre enveloppe charnelle, et s'y limiter serait se tronquer d'une partie de soi-même et se desservir !

Le secret de l'efficacité : l'intention !
L'intention est une clé dans le travail ayurvédique ! En effet, « *where intention goes, Prana flows* ». L'intention insuffle le Prana dans nos actes, leur donnant un sens et décuplant leurs effets. C'est pourquoi l'ayurveda porte autant d'attention aux rituels !

Une technique 100 % personnalisée

L'ayurveda est une science de l'individu. Elle estime que chacun est unique, que chaque personne est un alliage unique de particularités physiologiques et émotionnelles. Chaque solution, chaque traitement sera donc personnalisé. C'est pourquoi l'ayurveda intègre nombre de techniques et d'outils différents, adaptés à chacun !

À la recherche du prakruti perdu

En ayurveda, on parle de constitution (prakruti). C'est le « set » que nous avons reçu au moment de notre conception. Mais la vie, notre environnement, ce que nous avons vécu nous influencent et nous éloignent de notre constitution de base. Notre état actuel, dévié, s'appelle

« vikruti ». Le problème ? Nous sommes toujours un peu déviés, alors que l'idéal est plutôt d'être en accord avec notre constitution de base ! Si l'écart entre notre prakruti et notre vikruti est minime, cela ne pose pas trop de problèmes, mais quand il se creuse, c'est la porte ouverte aux complications et l'origine des maladies. Le but de l'ayurveda est donc toujours de nous ramener à notre constitution originelle.

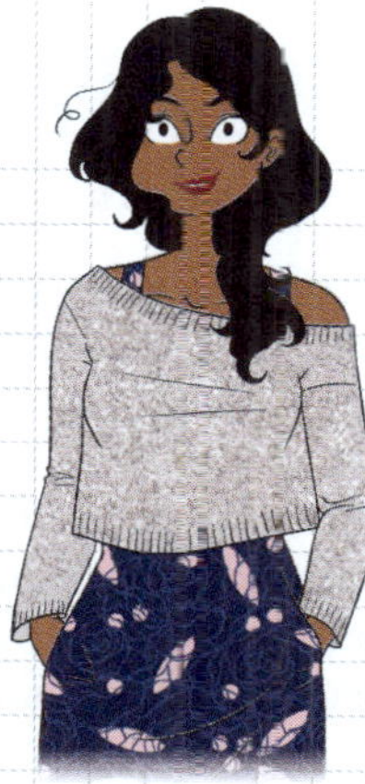

Les 3 piliers de l'ayurveda

Pour nous chouchouter, nous rendre plus healthy, nous ramener à notre harmonie originelle et corriger notre vikruti, l'ayurveda utilise trois principes fondamentaux : la nutrition, la phytothérapie et le lifestyle. Ceux-ci sont incontournables, quel que soit l'objectif.

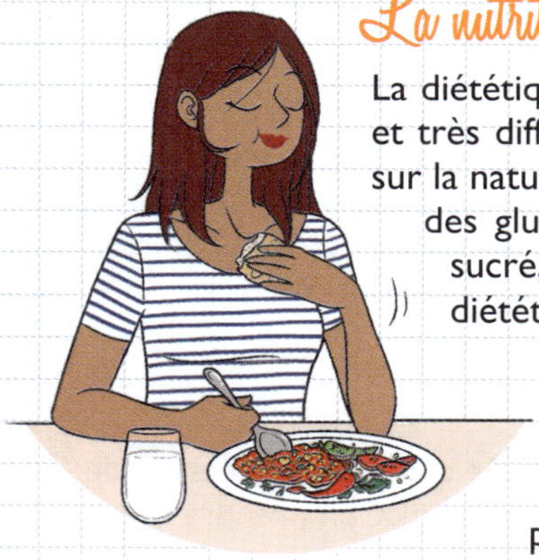

La nutrition

La diététique est le premier pilier de l'ayurveda. Sa conception est unique et très différente de la nôtre. Elle se base sur les saveurs, les textures et sur la nature des aliments. On ne va pas manger en fonction des protéines, des glucides et des lipides, mais en fonction des saveurs, du salé, du sucré, du piquant, du chaud, du froid, du léger, du moelleux. Cette diététique s'intéresse au rituel même du repas. Elle suit les saisons, qui influencent directement le métabolisme. Son principe ? Renforcer la flore intestinale car, comme on le sait grâce aux dernières découvertes, l'équilibre et le fonctionnement optimal de notre ventre, ce deuxième cerveau (voire le premier), sont capitaux pour la santé et pour notre bien-être global.

Le lifestyle

Le lifestyle, ou la routine, ce sont tous les gestes de la journée. Que ce soient vos activités, votre heure de réveil et de coucher, votre café de 15 heures, vos soirées entre amis, vos habitudes matinales ou de bien-être, ce que vous buvez au réveil, votre training… tout cela influence directement l'équilibre qui doit vous rapprocher de votre état de parfaite santé, votre prakruti. L'ayurveda pense donc à cela et propose un large éventail de conseils et de rituels à incorporer dans le quotidien, qui évoluent en fonction de vous, de vos objectifs mais aussi des saisons : routine d'éveil des 5 sens, séquences de yoga, automassage à l'huile (abhyanga), massage à sec… Objectif feel good !

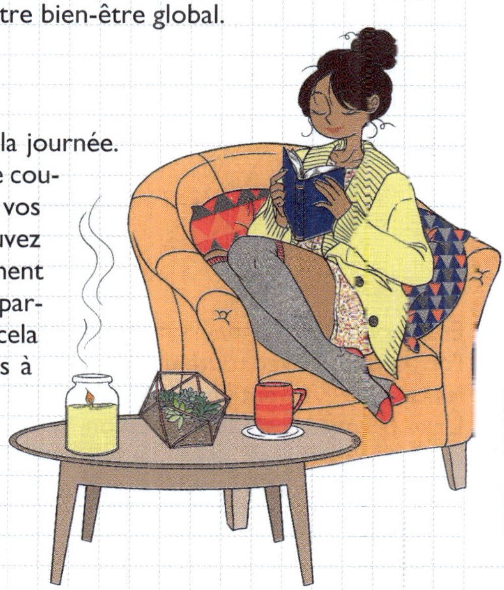

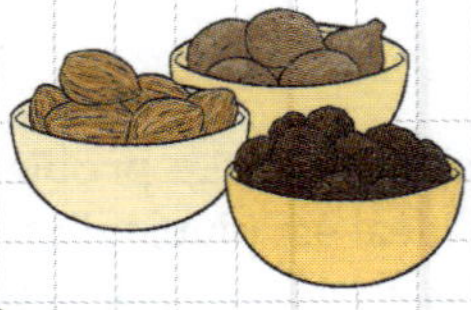

La phytothérapie

La phyto ayurvédique est très ancienne et puissante. Sa pharmacopée est vaste, elle utilise des milliers de plantes et intègre aussi des préparations complexes à base de résines, de divers liquides (lait, décoctions, eau, jus, voire… urine !), et même de métaux dans le Nord de l'Inde (distillés 108 fois pour les rendre inoffensifs). Rassurez-vous, vous n'aurez pas à aller jusque-là ! Tout comme en nutrition, plus que sur la composition chimique de la plante, l'accent est mis sur son goût, sur ses attributs, ses actions et sur le bon timing pour la prendre. Nul besoin de plantes exotiques hors de prix et venant du bout du monde : les plantes locales, proches de chez vous, sont tout aussi efficaces et correspondent tout autant aux principes de la phyto ayurvédique. Car tout peut être ayurveda une fois que l'on a compris comment cela fonctionne.

Les 5 raisons de m'y mettre

OK, pour le moment, tout cela paraît un petit peu compliqué, n'est-ce pas ? En réalité, ce n'est pas compliqué, c'est juste différent. Ne vous inquiétez pas, vous ne pourrez pas maîtriser tout de suite le système complet, et c'est normal ! Posez-vous, rassurez-vous et focalisez-vous plutôt sur ce que vous souhaitez. Laissez-vous un peu de temps pour tout digérer. En attendant, rien de tel que de découvrir tout ce que vous promet l'ayurveda pour gonfler votre motivation à bloc !

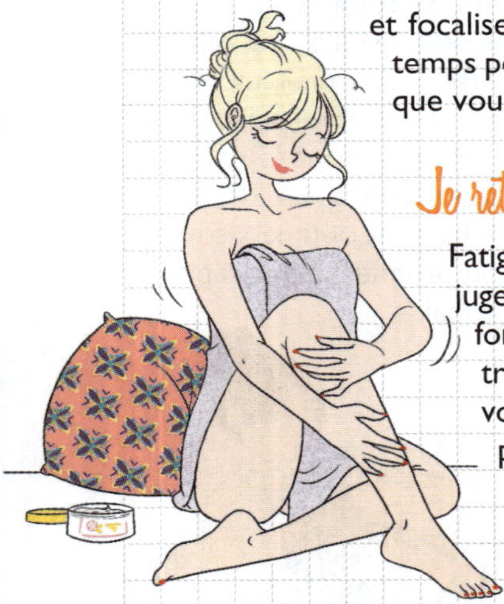

Je retrouve mon équilibre en accord avec moi-même !

Fatiguée de vous battre contre vous-même ? De courir et de stresser, de juger votre corps ? Ici, apprenez à vous é-cou-ter ! Comprendre votre fonctionnement à la fois physiologique mais aussi mental vous permettra de répondre à vos besoins profonds, d'être enfin en accord avec vous-même, bien dans vos baskets. Travaillez avec vous au lieu de passer votre temps à lutter et à vous épuiser ! Le but de l'ayurveda est toujours de cultiver l'harmonie, le bien-être et la vitalité !

Objectif : comprendre sa constitution ayurvédique, et l'utiliser pour s'équilibrer.

Je mincis !

En ayurveda, les rondeurs mal aimées et accumulées ont des origines précises que l'on va traiter avec toute une panoplie d'outils. Le but est de comprendre les causes – souvent un mix émotionnel et métabolique – et de les traiter. L'axe premier reste l'alimentation, avec un travail sur la flore intestinale dans la durée, mais aussi sur le mental, qui est la plupart du temps la source principale de suralimentation. À bon entendeuse !

Objectif : s'alléger dans son corps pour se sentir bien dans sa tête et *vice versa* !

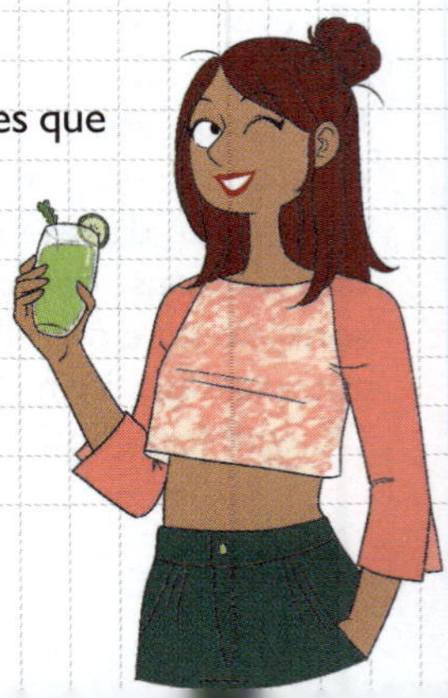

Je suis au top de ma forme !

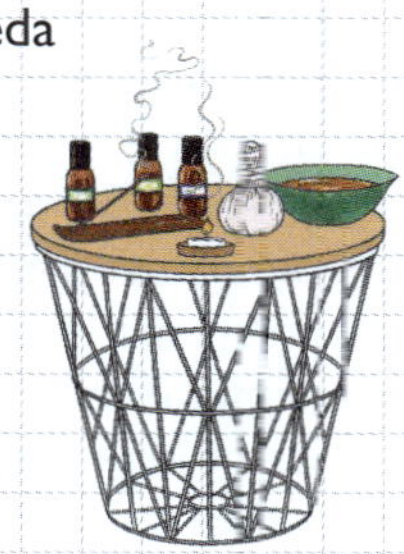

Vous lever en pleine forme sans triple dose de café est votre rêve ? L'ayurveda va l'exaucer ! Plus de fatigue, plus de crash d'énergie dans l'après-midi. Des recettes pour vous booster, des exercices de respiration pour relancer la circulation du Prana, des rituels de massage cocooning pour doper votre amour-propre et votre énergie… Vous allez être en pleine forme ! Vous apprendrez à porter attention à votre vitalité, mais aussi à… savoir quand vous reposer !

Objectif : du peps, du peps, du peps ! Recycler votre énergie pour avoir la pêche sur la durée.

Je me sens bien dans ma tête !

Les émotions bloquées et le stress affectent à la fois le mental et le corps. Les deux étant inextricablement liés, il faut apprendre à travailler sur ces deux plans pour les équilibrer ensemble au travers de rituels feel good, de routines zen et d'une alimentation *mind cooling*.

Objectif : se sentir bien dans son esprit et dans son cœur !

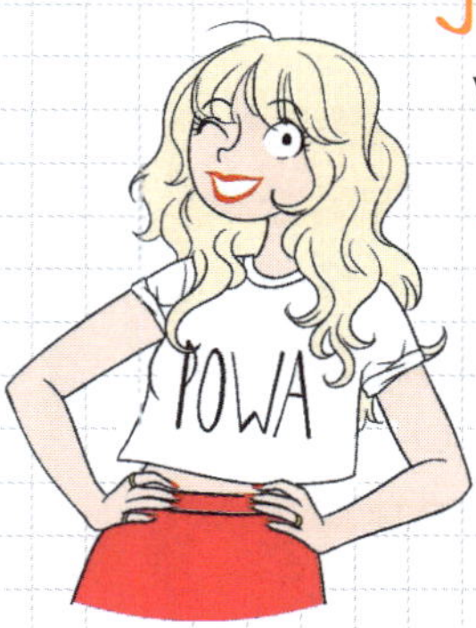

J'évolue dans ma vie de femme !

Vous sentir en phase avec vous-même, c'est aussi laisser rayonner votre énergie féminine. Sa capacité de création et son lien avec les autres, avec les éléments et l'univers font de la femme un être extrêmement puissant. Pour vous relier à cette féminité rayonnante, vous apprendrez à décoder vos cycles menstruels et l'énergie qui fluctue, vous cultiverez votre beauté de femme, vous vous connecterez aux autres femmes… Embrasser votre nature de femme se fait à la fois au niveau physique mais aussi émotionnel, en acceptant vos émotions féminines.

Objectif : *bright, brilliant & beautiful*. Connectez-vous à votre énergie féminine sacrée ainsi qu'aux autres femmes !

L'ayurveda, comment ça marche ?

L'idée de base d'une consultation ayurvédique est d'abord de comprendre son profil, sa nature intrinsèque et unique, son prakruti (voir p. 14), et aussi d'évaluer où l'on se situe par rapport à cet état. Est-on resté en accord avec notre constitution de base ? Est-ce que notre environnement, notre histoire et notre hygiène de vie nous ont fait dévier ? En fonction de cela, le praticien donne des recommandations en nutrition, en mode de vie, en phyto, en yoga pour corriger le déséquilibre, la déviation… Il prescrit tout ce qui lui semble bénéfique pour revenir au prakruti. Et pour déterminer celui-ci, l'ayurveda utilise les doshas.

Les doshas, c'est quoi ?

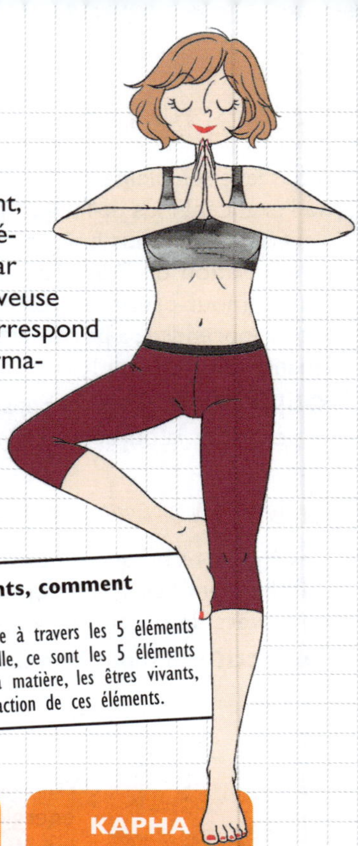

Ce sont les trois principes biologiques qui nous constituent, à partir des 5 éléments : **le dosha Vata** correspond aux éléments Espace + Air, représentant tout ce qui est mouvement. Par exemple, la respiration est Vata, tout comme la pensée. Une rêveuse aura une constitution de base Vata. **Le dosha Pitta**, qui correspond aux éléments Feu + Eau, représente tout ce qui est transformation, comme la digestion. C'est le dosha des femmes d'action, ambitieuses et au caractère bien trempé. **Le dosha Kapha**, qui correspond à Eau + Terre, représente ce qui est structurant et liant, comme les muqueuses, les os, les muscles. Dosha de stabilité, il sera celui des filles calmes et aimantes. Les doshas s'appliquent à tout ! À l'alimentation, à la météo, à la matière comme au caractère… Bizarre ? Pas tant que ça. Lorsqu'on se laisse guider par son intuition, cela paraît assez logique !

Les doshas et les 5 éléments, comment ça s'imbrique ?
La tradition védique conçoit le monde à travers les 5 éléments (Espace, Air, Feu, Eau, Terre). Selon elle, ce sont les 5 éléments qui composent tout ce qui existe, la matière, les êtres vivants, l'Homme… Les doshas traduisent l'action de ces éléments.

	VATA	PITTA	KAPHA
Éléments	Air + Espace	Feu + Eau	Eau + Terre
Ça veut dire ?	« Ce qui circule »	« Ce qui digère »	« Ce qui lie »
Fonction primaire	Mouvement	Transformation	Structure, nutrition

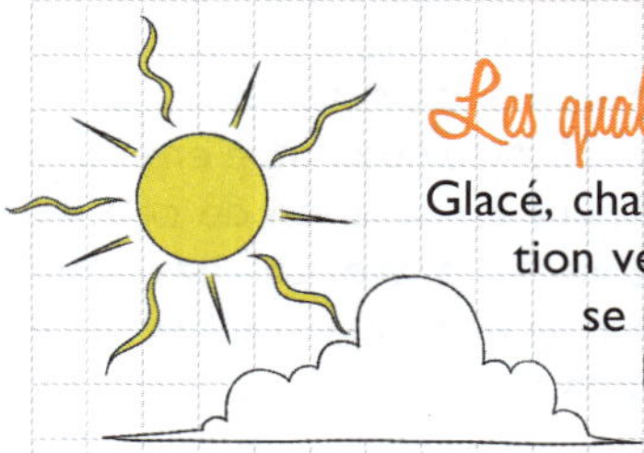

Les qualités en ayurveda

Glacé, chaud, huileux, sec, lourd… Ce sont des qualités. Et dans la tradition védique, on utilise des qualités pour TOUT décrire ! Les qualités se rapportent à la densité, au poids, à la température, à la texture, bref, à toutes les perceptions que nous pouvons avoir ! Selon les védiques, les qualités expliquent tout. Par exemple, c'est

parce que le côlon est sec qu'il absorbe les fluides pour former les selles. C'est tout un système ! Mais au final c'est assez intuitif.
Ainsi, chaque dosha correspond à un ensemble de qualités. Ce qui est sec, mobile, clair est Vata. Des qualités assez logiques pour un dosha composé d'Air – Espace, non ? Et ce qui est Kapha, alliage d'Eau + Terre, est lourd, dense, stable. *Get it ?*

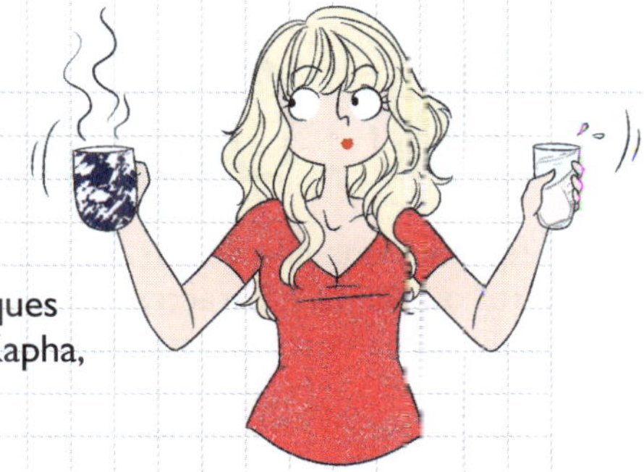

Comment ça marche ?

Du coup, lorsque vous avez dévié de votre constitution de base (prakruti) et que vous êtes en déséquilibre, l'ayurveda va tenter de rééquilibrer tout ça en appliquant les qualités opposées. Ainsi, si vous avez trop de Pitta, votre prescription sera de manger et de faire des activités aux qualités opposées, soit des aliments plutôt refroidissants et denses (car Pitta est léger et chaud comme les flammes), des activités zen, rafraîchissantes en nature (et pas en plein cagnard !)... Les qualités fonctionnent par paires opposées, par exemple lourd/léger, glacé ou froid/chaud, huileux ou humide/sec...

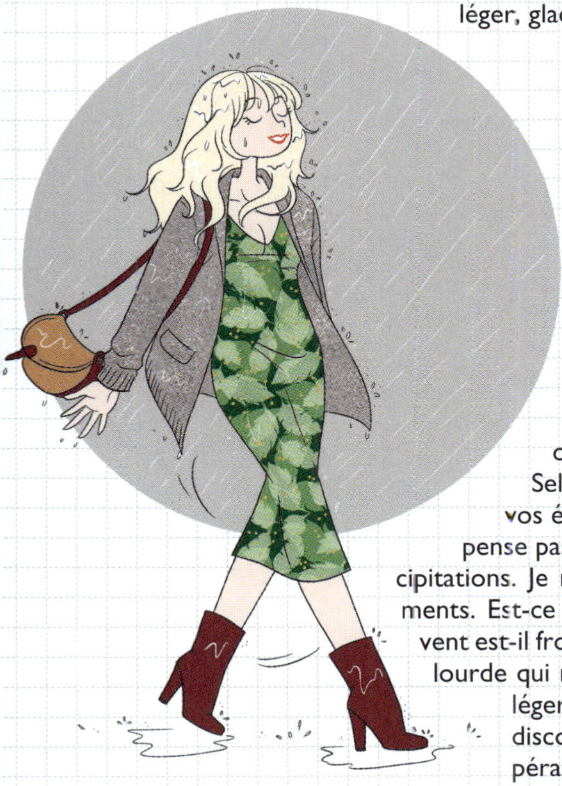

Doshas	Qualités
Vata	sec, léger, glacé, rugueux, subtile, mobile, clair
Pitta	huileux, perçant, chaud, clair, progressif, liquide
Kapha	lourd, lent, froid, doux, dense, mou, stable, liquide

Free your mind : pensez en termes de qualités !

Bienvenue dans la matrice ! Imaginez un monde où tout est perçu selon ses qualités. C'est-à-dire ? Selon votre perception, vos sensations physiques et vos émotions. Par exemple, si j'observe la météo, je ne pense pas à la température, au taux d'humidité ou aux précipitations. Je m'intéresse plutôt à comment je perçois les éléments. Est-ce que le temps est changeant ou plutôt lourd ? Le vent est-il froid ou chaud ? Comment pleut-il ? Est-ce une averse lourde qui me trempe de la tête aux pieds ? Ou des crachins légers et irritants avec des rafales de vent ? De façon discontinue, alternant nuages et soleil, et avec une température douce et agréable ? Bref, un mode de pensée complètement différent ! Nous avons grandi en quantifiant tout : quel âge, combien de calories, combien d'amis sur Facebook... Et si vous adoptiez un autre angle de vue ? Je vous avertis, le voyage est grandiose !

Test : Quel est mon dosha ?

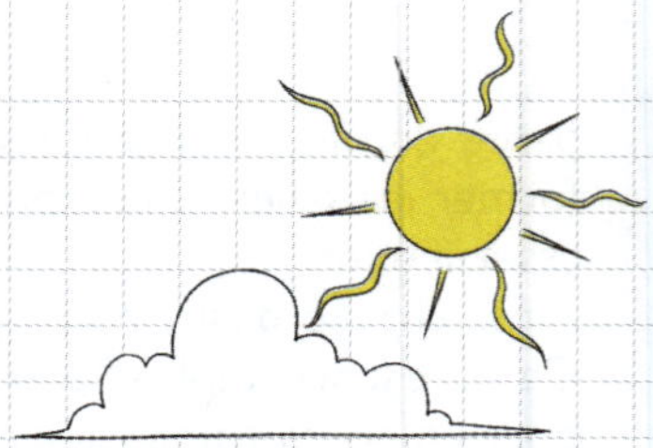

Êtes-vous une fille de l'air, du feu ou de la terre ? Êtes-vous Vata, Pitta ou Kapha ? Caractéristiques physiques, traits de caractère, déterminez votre constitution de base ayurvédique (prakruti) !

What's my prakruti?

	Carrément	Non pas vraiment
◆ Je suis plutôt longue et élancée.	1	0
◆ Tenir une routine est plutôt chaotique pour moi.	1	0
◆ Ma peau est plutôt sèche est rugueuse, même si je ne vis pas dans un endroit sec ou aride (et d'autant plus si c'est le cas !)	1	0
◆ J'ai les articulations proéminentes.	1	0
◆ Mes dents ne sont pas droites ou ressortent.	1	0
◆ Mes cheveux sont plutôt secs, frisés et bouclés.	1	0
◆ C'est en général facile pour moi de perdre du poids et plutôt difficile d'en gagner.	1	0
◆ J'adore les températures chaudes !	1	0
◆ Je n'aime pas le vent.	1	0
◆ Je déteste les milieux secs.	1	0
◆ Je suis de taille moyenne et de constitution osseuse, médium également.	1	0
■ J'aime la compétition et les challenges physiques et intellectuels.	1	0
■ Mes dents sont de taille moyenne et elles ont tendance à jaunir un peu.	1	0
■ J'ai la peau claire et je crains le soleil.	1	0
■ J'ai tendance à développer des verrues et de l'acné ou des problèmes de peau.	1	0
■ Mes premiers cheveux gris ont commencé tôt ! J'ai les cheveux fins et tendance à en perdre.	1	0
■ Les piments, les tomates, et tout ce qui est trop piquant est mauvais pour moi. Trop en manger me donne de l'acidité, des maux de ventre, voire de la diarrhée. Pourtant j'adore ça !!	1	0
■ Je préfère les climats plus froids aux chaleurs écrasantes.	1	0
■ Je n'aime pas la chaleur humide. Au choix, je suis plus sauna que hammam. La chaleur me fatigue.	1	0
■ J'ai un intellect aiguisé et j'ai besoin d'être sur le devant de la scène.	1	0
● J'ai une structure osseuse importante et solide.	1	0

- J'ai plutôt tendance à prendre du poids. Et je me bats constamment contre les kilos !
- J'ai de belles dents, grandes, blanches et puissantes.
- Mes cheveux sont épais et lumineux.
- J'ai de grands yeux brillants.
- J'adore dormir ! Mes amis me surnomment marmotte.
- Perdre du poids est en général problématique pour moi.
- J'ai tendance à produire du mucus (sinus, glaire…).
- Je tolère la plupart des climats mais je préfère les endroits plutôt chauds et secs.
- Mon énergie et ma vitalité sont constantes. Je peux faire beaucoup pendant longtemps car je sais m'écouter et je le fais à mon rythme.

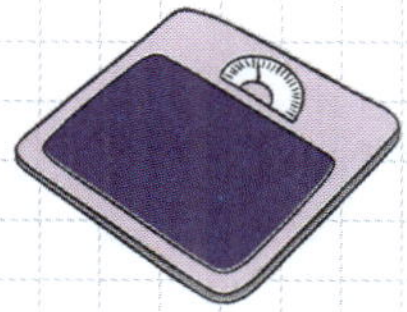

Faites les comptes !

Comptabilisez vos ◆, ● et ■, puis hiérarchisez vos résultats : écrivez 1 dans la colonne du dosha le plus élevé, 2 pour le deuxième et 3 dans la colonne du plus faible. Vous pouvez avoir une constitution (prakruti) mono-doshique avec dominante Vata, Pitta ou Kapha ou duo-doshique avec VP, PK ou VK au même niveau, ou encore, mais plus rarement, tridoshique VPK.

◆	■	●

J'ai une majorité de ◆ : *Je suis une fille de l'air, une Vata girl !*

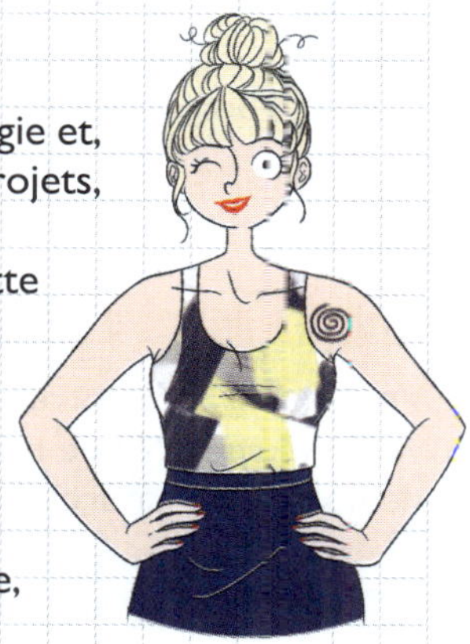

En tant que Vata girl, vous êtes créative, enthousiaste et pleine d'énergie et, prise dans cet élan, vous êtes un peu éparpillée, agitée par vos mille projets, et votre niveau d'énergie fluctue au rythme de votre enthousiasme ! Le problème ? Quand cette nature est trop poussée, vous êtes sujette au stress, à l'angoisse, ce qui peut vous causer des insomnies. Niveau santé, cela se traduit par des problèmes de digestion (constipation, ballonnements, gaz)… Pour vous rééquilibrer, l'ayurveda vous a concocté une alimentation doudou, des rituels et des activités cocooning et calmantes. Le but : ralentir et vous poser, vous redonner chaleur, ancrage, confort et détente. En mode feel good !

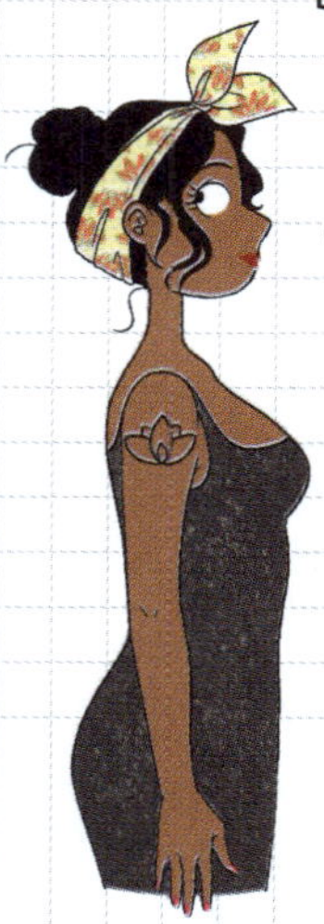

J'ai une majorité de ■ : *Je suis une fille du feu, une Pitta girl !*

Vous êtes une flamboyante ! Vous aimez l'intensité dans le sport, dans le travail. Vous êtes une compétitrice, vous recherchez le succès et la reconnaissance. Intelligente, courageuse et critique, vous êtes perfectionniste et vous aimez que tout soit carré (vous êtes un peu « control freak », avouez !).

Le problème ? Quand cette nature est trop poussée, vous rencontrez des problèmes de santé comme de l'hyper-acidité, des inflammations, des problèmes de peau, et vous êtes sujette à des coups de colère… Pour vous rééquilibrer et vous recentrer, l'ayurveda vous a concocté une alimentation cooling et une routine zen. Le but : retrouver ancrage, zen attitude et calme.

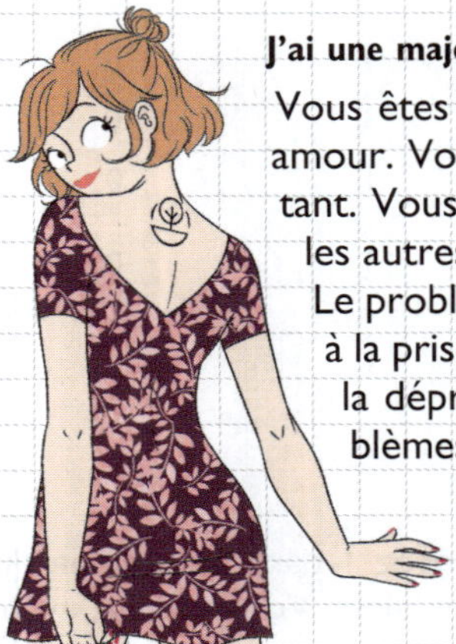

J'ai une majorité de ● : *Je suis une fille de la terre, une Kapha girl !*

Vous êtes douce, calme, tranquille et réaliste. Tout en vous est rondeur et amour. Vous avez une certaine lenteur, un flegme, qui vous ancre dans l'instant. Vous aimez les arts et le confort, et vous êtes très protectrice envers les autres.

Le problème ? Quand cette nature est trop poussée, vous êtes aussi sujette à la prise de poids, et vous vous laissez couler dans de la léthargie, voire de la dépression. Niveau santé, vous attrapez des rhumes et avez des problèmes de digestion. Pour vous rééquilibrer, l'ayurveda vous a concocté un programme qui va vous rebooster : une alimentation spicy et légère, des rituels énergisants et des activités boostantes. Le but : réveiller tout ça !

Vous avez un profil avec égalité Vata-Pitta, Vata-Kapha ou Pitta-Kapha, voire Vata-Pitta-Kapha ?

Je suis un mélange de deux doshas. Selon les personnes, on peut prendre des traits très différents de chacun des doshas. Des cheveux secs (Vata), une peau claire (Pitta), un mental calme (plutôt Kapha)… Dans tous les cas, nous possédons les trois doshas dans notre profil, tout dépend des proportions !

Vikruti quiz : Est-ce que je suis déséquilibrée ?

Vous connaissez votre constitution de base (prakruti), mais connaissez-vous votre état actuel, votre vikruti ? Notre histoire, notre environnement, notre style de vie peuvent nous éloigner de notre état naturel. Êtes-vous en déséquilibre ? Êtes-vous en prakruti ? Faites le test !

- Dernièrement, je me suis sentie nerveuse, effrayée, anxieuse, voire paniquée.
- J'ai des spasmes et des tremblements dans le corps. Je suis toujours en mouvement, toujours active.
- Ma peau est sèche et gerce facilement.
- Je suis en sous-poids.
- Dernièrement, j'ai du mal à supporter le vent et le froid.
- J'ai du mal à tolérer les bruits forts.
- Mon sommeil est plutôt léger en ce moment, interrompu, agité et perturbé.
- Je n'arrive pas à me concentrer. Je me sens éparpillée et j'ai une mauvaise mémoire.

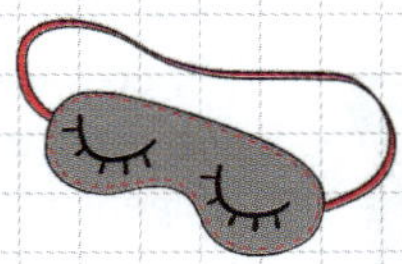

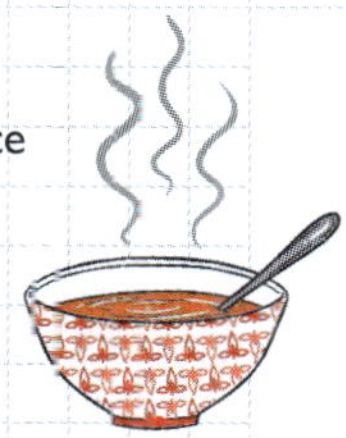

- J'ai tendance à trop réfléchir.
- L'appétit chez moi, ça va, ça vient. Je n'arrive d'ailleurs pas à garder en mémoire son rythme, il fait ce qu'il veut et je le suis.
- Il m'arrive de manger en plein milieu de la nuit quand je me lève ou me couche, peu m'importe.
- En ce moment, quand j'ai faim, j'ai plutôt envie de protéines, de friture, et de nourriture chaude et piquante.
- Pour moi, la période de digestion post-repas rime souvent avec : GGG ! Gonflement, gargouillement, gaz ! Pas glamour…
- Dernièrement, je ne vais plus à la selle tous les jours, voire je n'y vais pas du tout. Je peux être super constipée comme y aller plusieurs fois dans la journée.
- Si je devais représenter mes jolies selles, cela serait plutôt : petites, sèches et dures.
- J'ai tendance à être constipée, à avoir des gaz ou à être ballonnée quand je suis perturbée émotionnellement.

- J'ai la peau qui a tendance à rougir, à s'enflammer, à avoir de l'acné, des rougeurs, de l'urticaire et des boutons de fièvre.
- J'ai des inflammations dans le corps et aux articulations (rougeurs articulaires, tendinites, gingivites…).
- J'ai des reflux acides, des indigestions acides, peut-être même un ulcère, une sensation de brûlure dans mon estomac ou dans mon œsophage.
- Je me sens nauséeuse ou irritée quand je manque un repas.
- J'ai particulièrement chaud en ce moment, j'ai tendance à avoir des bouffées de chaleur et à transpirer.
- En ce moment, je me sens irritable, en colère et je m'emporte facilement.
- J'ai tendance à être impatiente, intolérante et critique facilement.
- Mes yeux sont rouges, enflammés et sensibles à la lumière.
- Je recherche la perfection pour moi-même, mais aussi chez mes amis. Je suis intransigeante et j'ai du mal à accepter ceux qui ne le sont pas.
- Il m'arrive de me sentir en hypoglycémie quand j'ai faim, et je me mets en colère si je dois attendre trop longtemps avant de manger.
- J'ai des envies incontrôlables de sucré pour calmer mon appétit.
- Quand j'ai faim, j'ai surtout envie de manger des sucreries, des aliments et des boissons refroidissantes.

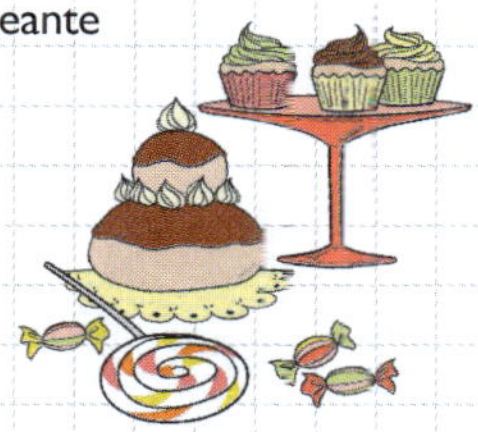

- Je vais à la selle tous les jours et plusieurs fois. Je n'ai d'ailleurs jamais compris comment on pouvait avoir un problème avec ça.
- Si je devais représenter mes jolies selles, cela serait plutôt très mou en plusieurs morceaux, voire totalement liquide.
- Dès que je me sens émotionnellement perturbée, j'ai tendance à avoir des selles liquides.
- J'ai un excès de mucus dans mes sinus et mes poumons. D'ailleurs dernièrement j'ai souvent la crève.

- J'ai une pellicule blanche épaisse qui recouvre ma langue.
- Je suis en surpoids.
- J'ai du mal à me réveiller le matin, même si je dors 8 à 10 heures.

- Je me sens lente, dans le brouillard, lourde et léthargique.
- Le matin, je crache pas mal de mucus au réveil.
- J'ai une toux humide.
- Je suis entêtée et résistante au changement, qu'il concerne ma famille ou mes amis. Je suis très lente à prendre une décision.
- Je n'ai jamais vraiment faim en fait. Je mange par habitude ou seulement avec mes amis.
- J'ai tendance à manger de façon émotionnelle, surtout les sucreries et les aliments lourds.
- Je n'aime pas cuisiner pour moi seule, dans ce cas je grignote plutôt.
- Quand j'ai faim, j'ai surtout envie d'alcool et de nourriture sèche, chaude et épicée.
- Ma digestion est lente. Je me sens souvent lourde et léthargique après manger, et j'ai aussi parfois plus de mucus.
- Je vais à la selle une fois par jour ou deux, c'est toujours comme ça.
- Mon élimination est lente et souvent incomplète. Mes selles sont plutôt collantes et molles.
- Mes selles ressemblent à une belle banane : une pièce bien moulée, de bonne taille et pas sèche.
- J'ai tendance à avoir du mucus dans mes selles.

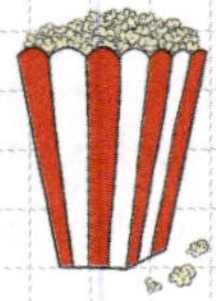

VATA ●	PITTA ■	KAPHA ▲

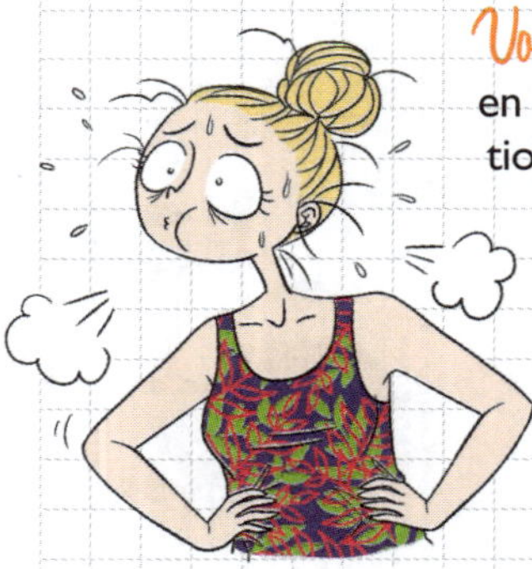

Vous avez coché une majorité de ● : vous avez un excédent de Vata, vous êtes en déséquilibre ! Cela induit des petits soucis de santé, des états émotionnels comme du stress. Pour y remédier, commencez votre coaching ayurveda food page suivante !

Vous avez coché une majorité de ■ : vous avez un excédent de Pitta, vous êtes en déséquilibre ! Cela induit des soucis de santé (inflammation et acidité) et des émotions vives, de l'irritabilité... Pour y remédier, commencez votre coaching ayurveda food page suivante !

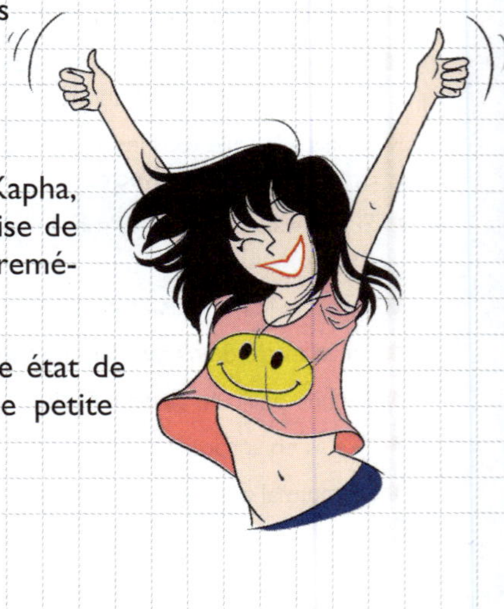

Vous avez coché une majorité de ▲ : vous avez un excédent de Kapha, vous êtes en déséquilibre ! Cela induit des soucis de santé (prise de poids, congestion) et des états un peu léthargiques... Pour y remédier, commencez votre coaching ayurveda food page suivante !

Vous n'avez coché aucune case ? Oh My God, vous êtes à votre état de prakruti, votre état de bonne santé (ou bien vous êtes une petite tricheuse) !

Chapitre 2

Ayurveda food

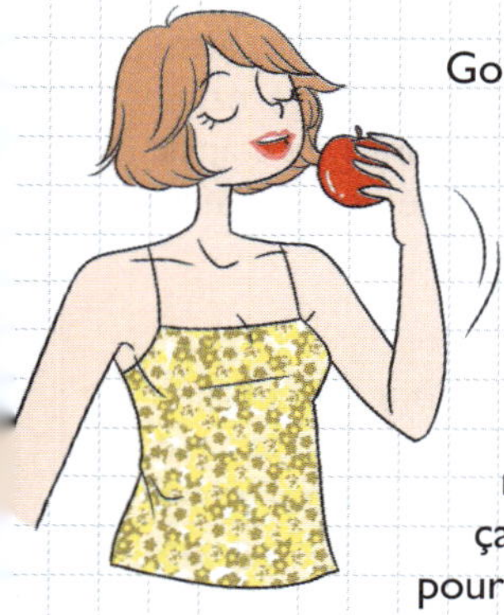

Good food = good mood ! Le meilleur argument pour vous mettre à une nourriture plus healthy, c'est que c'est une source de bien-être à part entière. Aujourd'hui, la littérature scientifique regorge d'études prouvant le lien direct entre alimentation, fonctionnement du cerveau et comportement : l'alimentation, les émotions et le bien-être sont liés, et bien se nourrir permet de prendre soin de son corps et de son esprit !

C'est ce que propose l'ayurveda, qui fait de la nutrition le premier pilier dans notre quête de bien-être. L'objectif de la nutrition ayurvédique : nous rééquilibrer, pour nous ramener à notre état optimal de bien-être. Comment ça se passe ? Pas de régime en ayurveda, mais plutôt des conseils personnalisés pour adopter la meilleure nutrition pour vous. L'ayurveda vous chouchoute !

Le système digestif made in ayurveda

L'ayurveda considère la digestion et l'élimination comme les clés de la santé. En effet, selon l'ayurveda, c'est la nourriture, une fois assimilée, qui forme et répare les tissus du corps. Le système digestif est donc le premier élément fondamental du fonctionnement de l'organisme. Le second est l'élimination, pour se débarrasser des déchets alimentaires et de tous les autres déchets du corps (toxines, métaux...), qui sinon créent des déséquilibres et des maladies. Bref, pour être en forme, la digestion mais aussi l'élimination doivent être au top !

Je booste mon microbiote !

Qui sont les principaux acteurs de la digestion ? Les enzymes, bien sûr ! Les enzymes sont des protéines sécrétées par le corps, dont le rôle est de gérer les réactions chimiques nécessaires à la division des substances nutritives dans le système digestif et à leur transformation pour les rendre assimilables. Il existe deux types d'enzymes : les enzymes digestives et les enzymes métaboliques. Toutes deux sont cruciales pour le fonctionnement de votre organisme. Elles remplissent des rôles si importants que l'ayurveda visualise cette fonction enzymatique comme un grand feu (eh oui, un peu comme on allume le gaz pour faire une soupe) révéré comme une divinité, et que l'on nomme « agni », feu en sanskrit.

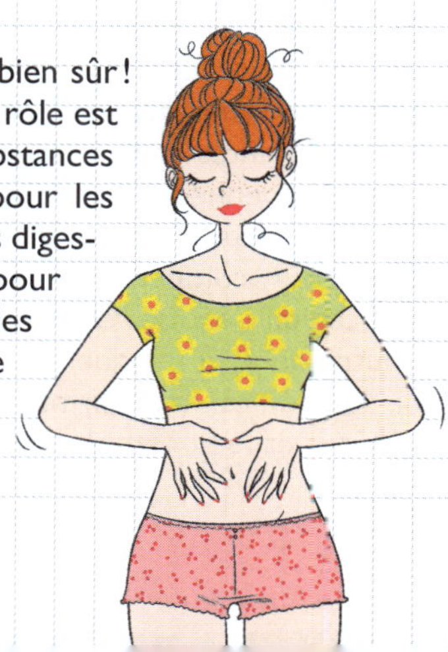

Les enzymes digestives

Les enzymes digestives sont des protéines de formes variées, qui ont toutes une fonction spécifique. Cependant, celles-ci se trouvent dans le système digestif, à l'extérieur des cellules. Elles se lient aux grosses molécules de nourriture pour les décomposer en molécules plus simples et assimilables par l'organisme. Par exemple, la lactase est une enzyme qui sert à digérer le lactose (sucre du lait) et la lipase contribue à briser les graisses en acides gras. Les aliments ainsi décomposés en nutriments sont ensuite absorbés, transportés et utilisés par les cellules.

Ce que je mange *versus* ce que j'assimile

L'ayurveda considère que la force de ces enzymes détermine ce qu'on assimile vraiment parmi tout ce qu'on mange. Si vos enzymes ont le moral dans les chaussettes, ce que vous mangerez ne vous apportera rien ! Enzymes digestives faibles = assimilation diminuée = problèmes de transit récurrents. Et on sait qu'à la longue, les problèmes digestifs mènent à des problèmes de santé plus importants. Il ne faut pas négliger ses enzymes digestives !

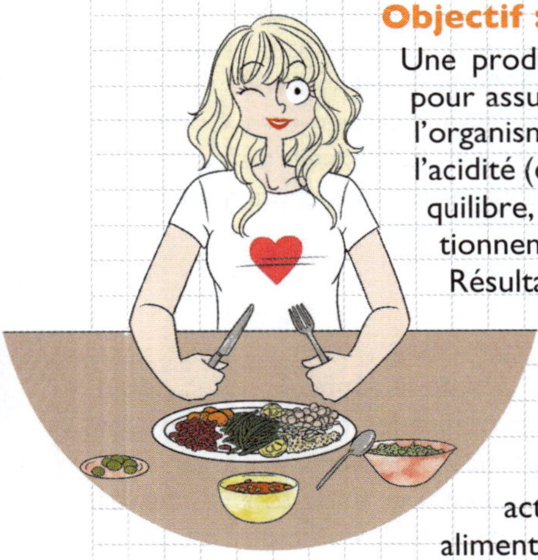

Objectif : chouchouter mes enzymes !

Une production adéquate d'enzymes digestives est donc nécessaire pour assurer une bonne digestion et un bon fonctionnement de tout l'organisme. Or les enzymes sont très sensibles à la température et à l'acidité (excès ou manque) du milieu dans lequel elles vivent. Un déséquilibre, même léger, va vite perturber leur production, leur fonctionnement et empêcher l'organisme de digérer convenablement. Résultat : mauvaise absorption rime avec stagnation et accumulation. Traduction : cela forme des graisses autour des organes digestifs, donnant naissance à ce petit bidou bien ennuyeux. Bref, si vos enzymes sont faibles, non seulement vous aurez peu d'énergie et des petits problèmes de santé, mais en plus vous grossirez… Les symptômes d'une activité enzymatique digestive perturbée sont variés : allergies alimentaires, gaz, ballonnements, fatigue, nausée…

Haro sur les mauvaises habitudes alimentaires !

Les coupables ? De mauvaises habitudes alimentaires (voir les 10 commandements de la nutrition ayurvédique, p. 25) et une alimentation pauvre en enzymes alimentaires ! En effet, si la majeure partie des enzymes digestives est produite par le pancréas et le foie, le reste est apporté par l'alimentation. C'est ce qu'on appelle les enzymes alimentaires. Elles sont naturellement présentes dans les aliments frais, germés ou crus. Elles participent au travail de digestion et soutiennent les enzymes digestives. Car le capital d'enzymes dont dispose le corps n'est pas inépuisable. Chaque fois qu'on puise dans notre capital pour compenser le manque d'enzymes provenant des aliments, notre capital s'épuise. On se rue sur la nutrition healthy !

En nutrition ayurvédique, on commence donc par analyser son agni, soit son capital enzymatique, pour comprendre comment le régénérer et le booster !

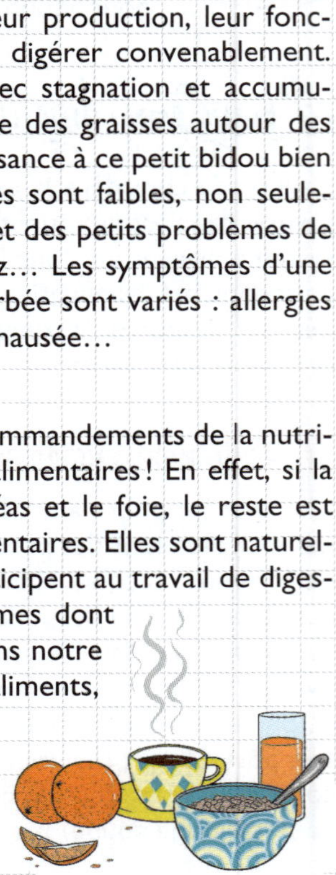

Light my fire !

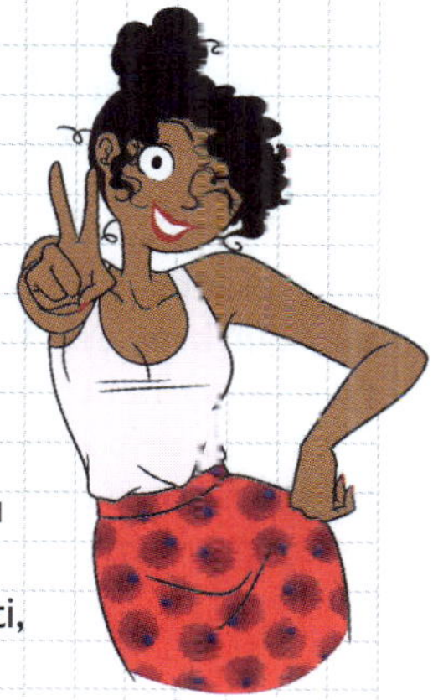

Pour découvrir votre agni, vous évaluerez le fonctionnement des trois étapes de la digestion : l'assimilation, l'absorption et l'élimination.

Je booste mon assimilation

Au cours de l'assimilation, les enzymes sont chargées de casser les macromolécules en composés simples ou nutriments qui peuvent être absorbés au travers de la paroi intestinale. Or, mauvaise assimilation rime avec déséquilibres, au niveau digestif, de transit, de l'élimination, des inflammations, du poids… Avoir des enzymes digestives qui marchent du tonnerre va vous permettre de booster absorption et assimilation.
Une alimentation adaptée en fonction de votre déséquilibre (votre vikruti, voir p. 16) mais aussi des épices vous aideront.

Je rétablis une bonne absorption

L'organisme doit réussir à intégrer les nutriments dont il a besoin pour son fonctionnement. C'est cela l'absorption. Le tube digestif, en particulier l'intestin grêle, est le lieu de l'absorption des nutriments au travers des muqueuses pour rejoindre le sang. Lorsqu'il y a malabsorption, les nutriments qui ne sont pas absorbés sont éliminés. De la nourriture non digérée dans les selles ou une tendance aux selles liquides sont des symptômes récurrents de malabsorption. Les causes ? Un défaut de porosité de la muqueuse intestinale ou, plus globalement, le stress, la malbouffe, une intoxication alimentaire, des émotions non digérées…

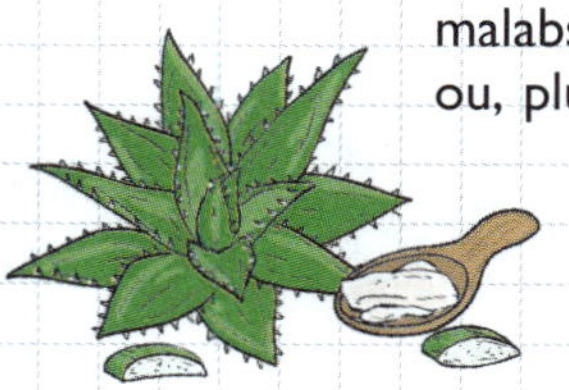

Comment améliorer l'absorption ? Toujours avec une alimentation adaptée à son vikruti. Vous pouvez aussi faire une cure de 3 mois d'aloe vera, 3 cuillerées à soupe de gel ou de jus tous les matins à jeun, pour régénérer vos muqueuses intestinales.

Je régule mon élimination

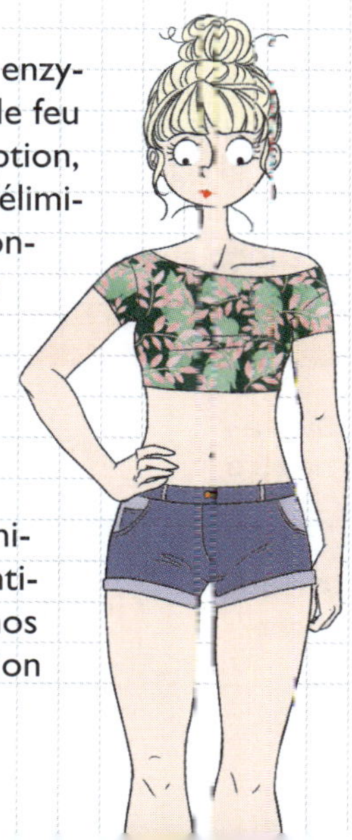

L'élimination est la dernière étape pour prendre soin de sa fonction enzymatique (agni). En effet, si vous évacuez mal ou pas, l'ayurveda dit que le feu digestif sera étouffé. Cela va d'abord diminuer l'assimilation et l'absorption, puis les toxines vont s'accumuler, causant d'abord de simples soucis d'élimination (constipation, selles liquides), puis d'autres perturbations (ballonnements, crampes, gaz) et enfin entraîner de plus graves complications (diverticulose, syndrome de l'intestin irritable, occlusion intestinale, ulcère…). C'est pourquoi l'ayurveda parle autant de selles !
Le remède ? Souvent, ce sera de la phyto, un peu de yoga.

Mon métabolisme au top !

L'agni équilibré, l'agni parfait, ne montre aucun trouble digestif ou d'élimination. Vous pouvez digérer à peu près tout, et même de grandes quantités de nourriture sans aucun souci d'assimilation ou d'élimination. De nos jours, cet agni est très rare du fait de la mauvaise qualité de l'alimentation

et du facteur émotionnel prépondérant dans notre relation à la nourriture. La plupart d'entre nous avons donc des déséquilibres.
Ainsi, si vous souffrez des symptômes digestifs ou d'élimination décrits ci-dessus, cela indique que votre agni est déséquilibré.

Et moi dans tout ça?

En ayurveda, les problèmes d'assimilation, d'absorption et d'élimination correspondent à des déséquilibres des doshas. Des éléments Vata, Pitta ou Kapha s'accumulent dans le tube digestif et le perturbent. Comment évaluer quel dosha entre en jeu dans le déséquilibre de votre agni? Grâce au test vikruti (p. 16)! Un programme alimentaire spécifique sera alors mis en place, adapté à votre profil, pour régénérer et booster vos trois fonctions digestives et vos enzymes. *Let's eat green!*

Je mange quoi, finalement?

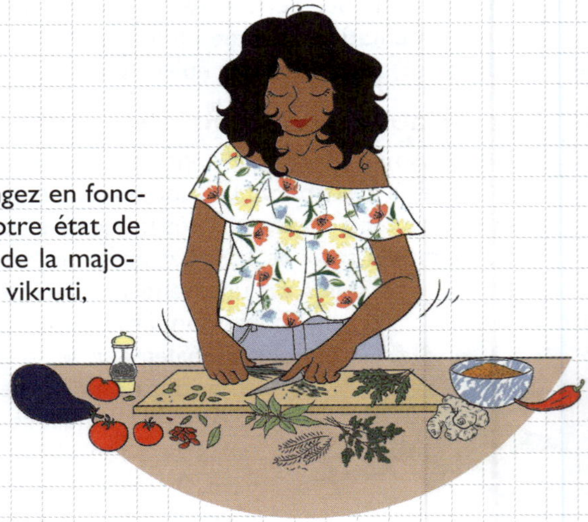

La règle : si vous n'avez pas de déséquilibres, mangez en fonction de votre constitution de base (prakruti), votre état de parfaite santé. Si vous en avez (ce qui est le cas de la majorité d'entre nous), mangez en fonction de votre vikruti, en contrebalançant le dosha excédentaire. Votre nutrition aura donc pour but de réduire l'excès des doshas. Comment faire? En privilégiant les aliments aux saveurs et aux qualités opposées à ce dosha.

Je découvre les 6 saveurs

L'ayurveda différencie 6 saveurs (sucré, aigre, salé, piquant, amer, astringent) affectant différemment les doshas. L'idée? L'alimentation doit comporter ces 6 goûts, tout en favorisant ceux qui sont plus bénéfiques pour équilibrer le vikruti. Tout simple! Par exemple, le goût sucré, alliage des éléments Terre et Eau, va calmer Vata, car ce sont des éléments opposés. Ainsi, si vous êtes en vikruti Vata, vous devrez privilégier les goûts sucré, aigre et salé et faire attention aux excès de piquant, amer et astringent.

Saveur	Éléments	Équilibre	Déséquilibre	C'est quoi, en fait?
Sucré / neutre	Terre & Eau	Vata Pitta	Kapha	Lait, céréales, certains fruits (bananes, mangues, dattes…), légumes cuits (betteraves, courges, patates douces…), huiles, ghee (beurre clarifié indien)…
Acide / aigre	Terre & Feu	Vata	Pitta Kapha	Citrons jaunes et verts, pamplemousses, aliments fermentés (sauce soja, miso, pickles, alcool, vinaigre…), produits laitiers aigres (yaourts, crèmes)

Salé	Feu & Eau	Vata	Pitta Kapha	Différents sels, algues
Piquant	Feu & Air	Kapha	Vata Pitta	Ail, gingembre, asafoetida (ase fétide), poivre, oignons, radis
Amer	Air & Espace	Pitta Kapha	Vata	Curcuma, aloe vera, endives, laitues, légumes verts à feuilles, aubergines, courgettes, café, olives, chocolat
Astringent	Air & Terre	Pitta Kapha	Vata	Fruits secs, légumes crus, grenades, canneberges, poires, brocolis, choux-fleurs, asperges, haricots verts, navets, sarrasin, quinoa, les plantes en général

Je prends en compte la nature chauffante ou refroidissante des aliments

Tout comme la saveur, l'ayurveda prend aussi en compte la texture des aliments. En ayurveda, on différenciera les textures moelleuse ou croquante, liquide ou sèche, dure ou molle…

En ayurveda, les aliments ont par nature une température. C'est-à-dire qu'ils ont une capacité plus ou moins forte à réchauffer ou à refroidir l'organisme. Eh oui, on assimile ce qui est acide/aigre, salé et piquant à ce qui est chaud (est-ce que la sauce piquante ne donne pas un coup de chaud, hmm ?). Tandis que ce qui est sucré, amer, astringent correspond plutôt à une température froide. Or, l'agni est un feu. S'il est trop faible, il ne permet pas de digérer suffisamment les aliments et, s'il est trop fort, il les détruit sans les assimiler. On comprend alors mieux l'importance de la nature des aliments, qui peut attiser ce feu ou bien le calmer… Pour Vata et Kapha (deux doshas froids), on va privilégier les produits chauffants, alors que pour Pitta (dosha chaud), on choisira plutôt ce qui est refroidissant.

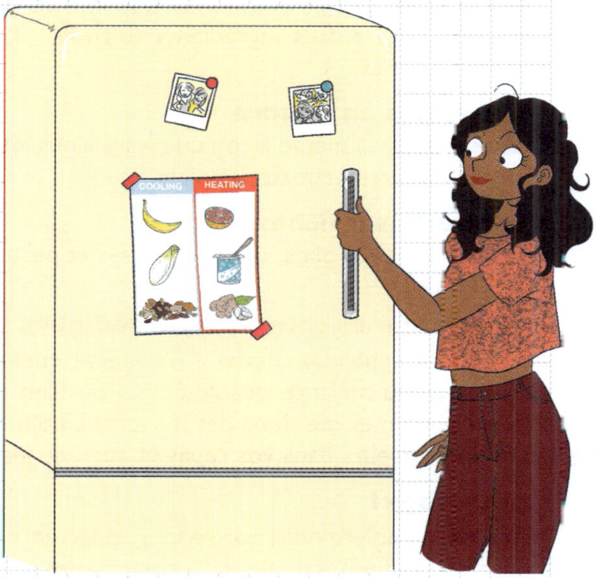

L'incontournable de l'ayurveda food : les épices

On ne peut pas imaginer l'ayurveda sans ses bols d'épices colorées, et en effet, les épices sont capitales ! Non seulement elles ont des actions médicinales et digestives remarquables (propriétés anticancer, antiseptiques prouvées, booster de production de salive, de sucs gastriques, de bile, d'enzymes pancréatiques et d'enzymes digestives) mais surtout, en ayurveda, elles sont des antidotes aux

Les épices sont des super aliments. C'est pourquoi il n'est pas nécessaire d'en utiliser beaucoup pour bénéficier de leurs actions. Elles donnent du goût, alors profitez-en pour diminuer votre consommation de sel !

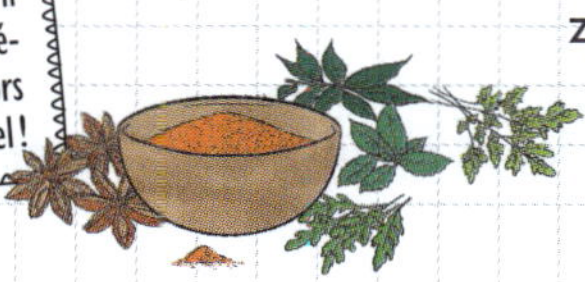

aliments. Comment ça se passe ? Si un aliment n'est pas bon pour votre dosha, vous pouvez l'équilibrer en ajoutant les épices adéquates. Génial, non ? Elles modifient l'action chauffante et refroidissante des aliments, mais aussi leurs saveurs. Par exemple : si vous êtes Vata, du gingembre (chauffant), du miel et 1 cuillerée à café d'oléagineux gras (sésame, amande) dans votre yaourt au soja le matin équilibrera les qualités astringentes et refroidissantes du soja. Comme ça, pas de problème de digestion !

Bonus minceur
L'utilisation d'épices chauffantes en cuisine augmente aussi la dépense énergétique. Ce sont donc de bonnes alliées pour perdre du poids !

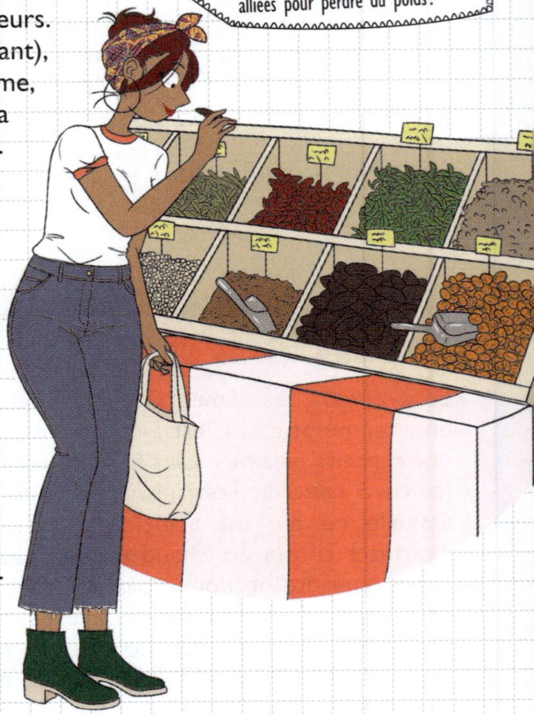

Je prépare mes petites poudres magiques

Comme la plupart des épices sont liposolubles, il convient de toujours les accompagner d'huile pour activer pleinement leurs principes actifs.

- **Les épices en graines**

Faites-les d'abord revenir dans une casserole avec un peu d'huile. Quand elles font « pop », vous pouvez ajouter les autres ingrédients (oignon, ail, gingembre, légumes…).

- **Les épices en poudre**

Cuisinez-les de la même façon que les graines, ou saupoudrées directement sur les plats.

- **Les herbes fraîches**

À utiliser dans vos plats, ou en chutneys et pestos !

Je prépare mes churnas ayurvédiques

En Inde, on appelle « churna » n'importe quel mélange d'épices. Cela s'applique aussi bien au curry qu'au mélange quatre-épices ou bien encore, plus proche de nous, aux herbes de Provence. Il en existe donc des milliers ! L'utilisation de churnas est un excellent moyen d'inclure les 6 saveurs dans vos repas et aussi de les équilibrer !

- **Let's cook !**

Vata mix : poivre noir, poivre long, gingembre, cumin, cumin noir et ajowan, sucre rapadura (sucre non raffiné), sel minéral à parts égales

Pitta mix : cardamome, cumin, coriandre, fenouil, curcuma, sucre rapadura, sel minéral à parts égales

Kapha mix : gingembre, cannelle, poivre noir, fenugrec, cumin, curcuma, paprika, sucre rapadura (réduire la quantité au quart par rapport au reste), sel minéral à parts égales

→ Achetez les épices bio, de qualité et fraîches pour profiter de toutes leurs saveurs et propriétés, en graines si possible. Mettez une poêle antiadhésive sur feu moyen, sans matière grasse. Ajoutez les épices à l'exception du sel et du sucre, et faites-les revenir à sec pendant 4 min. Coupez le feu. Laissez-les reposer quelques minutes, puis ajoutez le sel et le sucre. Passez ensuite dans un moulin à café (pour celles qui n'en ont pas, achetez les épices en poudre directement). C'est prêt ! Vous pouvez utiliser ces churnas en cuisine, ou bien tout simplement en saupoudrer sur vos plats.

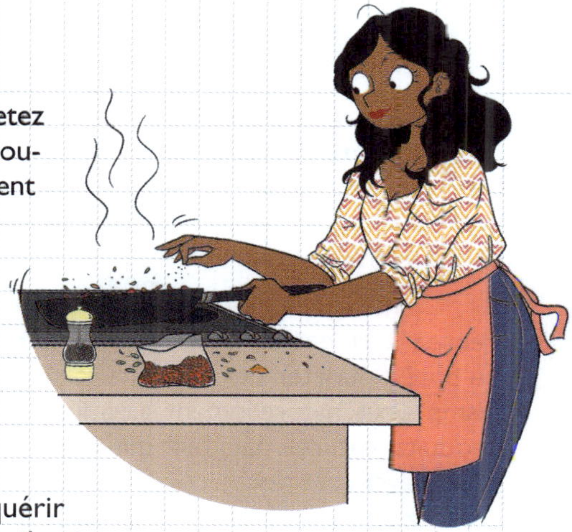

Je mange simple et en conscience

Comment je mange versus ce que j'assimile

Manger ayurvédique, ce n'est pas manger indien, ni acquérir plein de super aliments exotiques et hors de prix. Car il existe un gros écart entre ce qu'on mange et ce qu'on assimile vraiment. L'important est de faire les bons choix pour soi, c'est-à-dire utiliser les aliments équilibrants et des aliments locaux, frais, dont les propriétés sont intactes, et qui disposent naturellement des qualités pour nous équilibrer. En effet, dans le Sud-Est de la France par exemple, le climat est sec, on consomme beaucoup d'huile d'olive (huileuse, qui équilibre Vata sec). Le régime méditerranéen fait sens d'un point de vue ayurvédique !

Je me mets en mode slow food

La façon de manger est aussi importante ! Tout peut affecter la digestion et l'élimination. Tout compte ! L'endroit, l'attention, la compagnie, l'atmosphère… Le meilleur des repas pris dans un climat de tensions va vous rester sur l'estomac, parce que vous n'aurez pas été présente ni n'aurez savouré le repas.

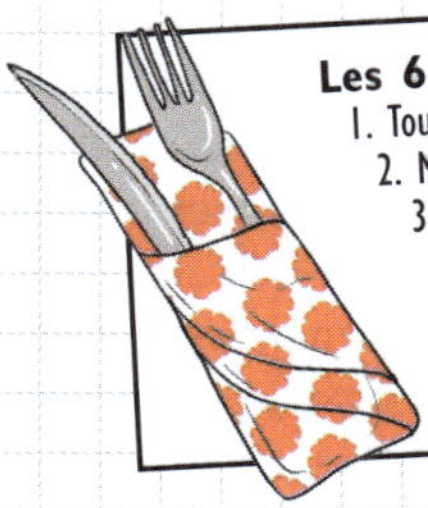

Les 6 règles d'un repas slow food

1. Toujours manger dans des lieux qui ne stressent pas (pas au bureau !).
2. Manger seule ou en bonne compagnie.
3. Savourer son repas en silence et en conscience, ou bien discuter de sujets légers.
4. Prendre le temps d'apprécier vraiment ce que l'on mange.
5. Nourrir ses 5 sens (goût, odorat, toucher, vue, ouïe) en mangeant, pour nourrir son corps en profondeur et sur tous les plans.
6. Manger en prenant le temps de se poser 20 minutes au moins.

Les 10 commandements de la nutrition ayurvédique

❶ Je mange en accord avec mon état présent (vikruti)

Cela permet de réduire le dosha en excès en apportant les qualités contraires, d'augmenter l'absorption et l'assimilation des nutriments par l'organisme, de faciliter une bonne digestion et une bonne élimination – une bonne digestion physique étant aussi gage de meilleure digestion mentale et émotionnelle. En fin de compte, de revenir à sa constitution de base (prakruti).

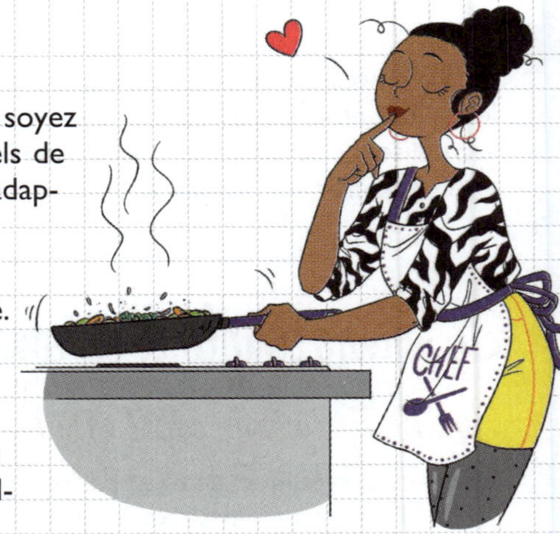

❷ Je mange local et simple

Faites le marché pour acheter vos fruits et légumes et soyez attentive à la saison. Achetez des produits traditionnels de votre région qui possèdent des qualités équilibrantes adaptées à votre environnement.

❸ Je mange en qualité et non en quantité

Pensez à la qualité des ingrédients avant la quantité. Le but ? Apporter des aliments sains que votre organisme peut naturellement assimiler. Choisissez des produits naturels ou bio qui regorgent de vitalité pour régénérer votre corps. Vous ferez ainsi le plein d'énergie pranique et, surtout, vous profiterez de meilleures absorption et assimilation.

❹ Je mange à des horaires réguliers et en fonction des saisons

La régularité est la clé d'un agni vif et actif. Manger à des heures ponctuelles crée un appétit régulier (comme on alimenterait un feu), ce qui est indicateur d'une bonne fonction enzymatique. Aussi, selon les saisons, l'appétit fluctue, on a moins faim en été et davantage en hiver. Le vikruti va avoir tendance à suivre les saisons, comme l'appétit. Ainsi, mangez plutôt consistant et épicé en hiver avec une alimentation Kapha (voir p. 37), léger et onctueux au printemps avec une alimentation Kapha en début de saison, puis Pitta (voir p. 32), léger et refroidissant en été avec une alimentation Pitta, et lourd et réchauffant en automne avec une alimentation Vata (voir p. 27).

❺ Je joue avec les 6 saveurs dans mon alimentation

Chaque saveur a des fonctions particulières ! (Voir p. 22.)

❻ Je mange quand j'ai faim et jamais jusqu'à satiété

Manger de petits repas fréquents, comme c'est l'habitude dans notre société, entraîne des niveaux de glycémie instables. Le corps oublie comment rester stable entre les repas et alors les niveaux de sucre dans le sang s'écroulent, créant des fringales.

Connaître sa faim, c'est être prête à faire face à la vacuité, et même, au début, à expérimenter la privation. Le vide est une pause très inconfortable dans notre culture. L'idée ici est de redécouvrir la vraie faim, de se familiariser avec elle pour mieux se découvrir et se poser les vraies questions : « de quoi ai-je besoin ? », « qu'est-ce qui va me satisfaire sur tous les plans ? ». Ensuite, il s'agit d'apprendre à reconnaître la satiété. Vous devez sortir de table en n'étant pas tout à fait rassasiée, pour laisser de l'espace dans l'estomac, ce qui facilitera le travail digestif. La règle : 1/3 de nourriture + 1/3 de liquide + 1/3 de rien.

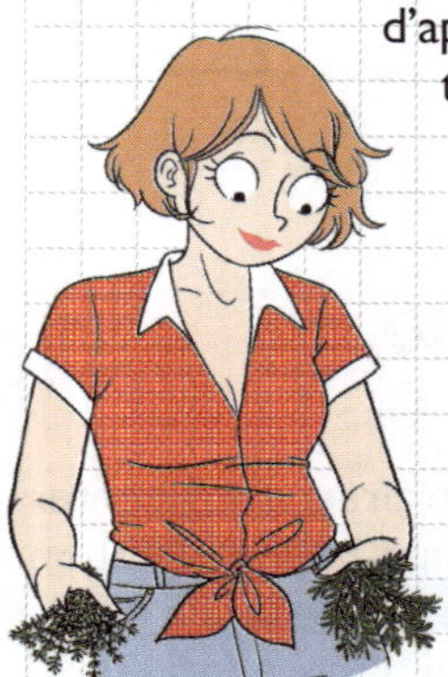

❼ J'introduis des épices et des aromates

Ce sont vos best friends pour prendre soin de votre agni !

❽ Je mange avec plaisir et conscience

La conscience est capitale dans chaque acte, notamment manger. L'attention permet de focaliser les ressources du corps sur l'action. Saveurs, textures, odeurs… dégustez et ressentez. Le cerveau analyse cela et le système digestif est focalisé sur sa tâche unique, digérer. L'idée est aussi de prendre plaisir avec des mets sains qui apportent plaisir et satisfaction.

9 Je mange sans distraction (téléphone, lecture, radio, vidéo...)

Si manger seule vous est difficile, partagez un repas avec un(e) ami(e). Car si vous n'êtes pas focalisée sur le repas, au moins vous ressentez du plaisir, gage d'une meilleure digestion.

10 Je ne mange pas quand je suis perturbée émotionnellement

Le stress ou la colère perturbent la digestion. Les émotions positives agissent aussi, mais dans le sens opposé. C'est pourquoi il faut absolument éviter de manger et grignoter quand vous ne vous sentez pas bien. En cherchant à combler un vide ou à oublier une douleur sous une montagne de sucre, vous n'assimilerez rien et stockerez tout !

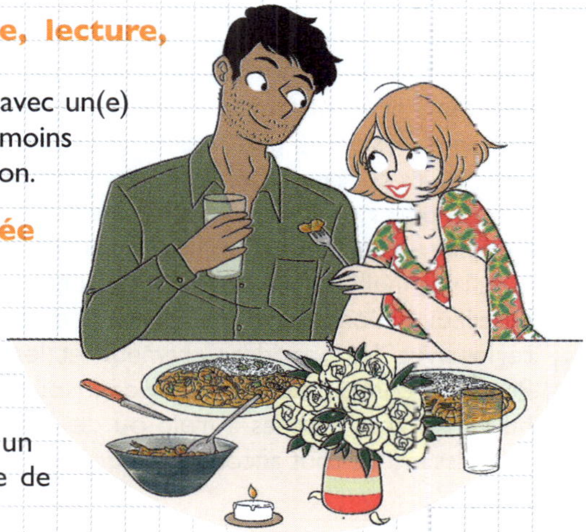

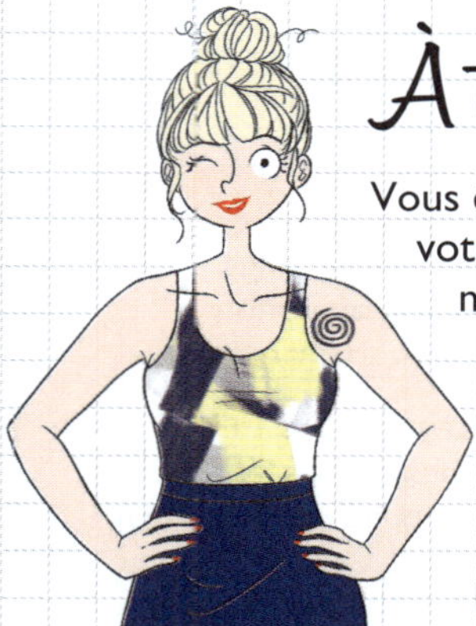

À table ! J'équilibre mon Vata !

Vous êtes en vikruti Vata ou bien (petite chanceuse !) vous êtes en phase avec votre prakruti Vata. Dans tous les cas, pour une forme et une santé optimales, il faut un bon agni et calmer un peu votre alimentation déstructurée et votre digestion agitée. En bonus : une nutrition bien-être personnalisée, c'est naturellement une nutrition minceur !

Oups, j'ai un métabolisme irrégulier

Un excès de Vata cause un métabolisme irrégulier ou une faiblesse et une irrégularité enzymatique. Vata, c'est la qualité changeante avec souvent le côté sec et léger en excès : cela se traduit par un appétit qui fluctue, une digestion un peu faible parfois, donnant lieu à des problèmes de transit, et donc des inconforts type gaz ou ballonnements, une tendance à la constipation, des douleurs intestinales, des gargouillis, une mauvaise absorption et une mauvaise assimilation des nutriments.

Comment équilibrer mon dosha Vata ?

Cap sur la doudou food, le lifestyle cocooning et l'organisation !

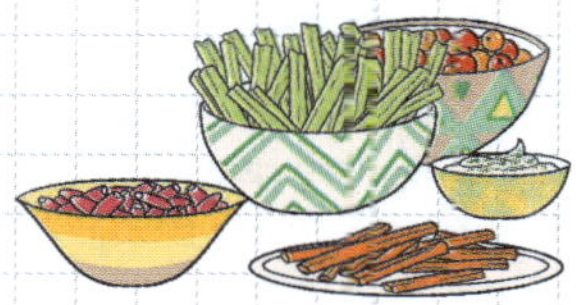

Stop stop stop !

Avec un dosha aussi aérien et sec, il est temps d'arrêter tous les aliments refroidissants, le cru et tout ce qui est craquant et crunchy (votre müesli que vous mangez avec la radio à fond). Vata est déjà très dynamique, rien ne sert de le renforcer, on réduit donc les excitants (thé, alcool et café, à éviter au quotidien). On met aussi le holà sur les goûts piquant, amer et astringent des légumineuses, du piment ou des choux.

Yes yes yes !

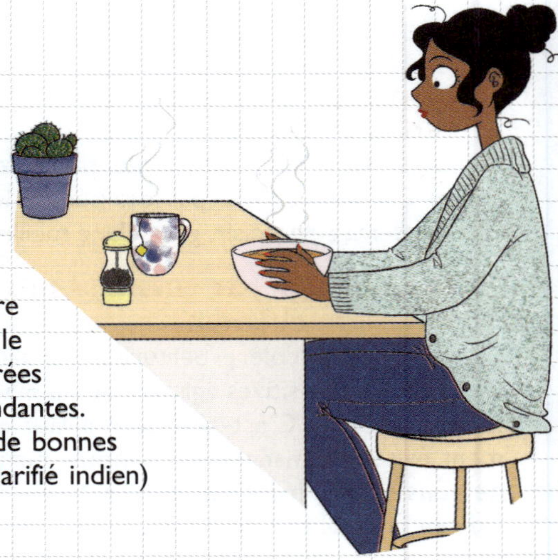

Il est temps de calmer tout cela avec des aliments chauffants et consistants pour retourner sur Terre. À la une : les goûts plus sucrés, acides et salés, les laitages, les céréales complètes, les légumes racines, les compotes de fruits, les oléagineux, les graines et les épices chauffantes comme le gingembre, le poivre noir, la cannelle, le cumin. En termes de textures, visez le moelleux et l'onctueux : les soupes onctueuses, les purées régressives, les porridges crémeux et les potées fondantes. Pensez à consommer 3 cuillerées à soupe par jour de bonnes huiles vierges pressées à froid ou de ghee (beurre clarifié indien) nourrissant. Le tout accompagné de tisanes chaudes !

Qu'est-ce que je mets dans mon assiette ?

La base : une majorité de céréales, légumes, laitages et oléagineux. Les protéines animales et les légumineuses doivent être une part minime de votre assiette, évitez-les. Arrosez systématiquement vos plats d'un généreux trait d'huile.

Groupes d'aliments	Plus	Moins
Légumes	Courgettes, asperges, carottes, betteraves, courges d'hiver, patates douces, haricots verts, fenouil, oignons, panais	Patates, choux, aubergines, brocoli, céleri, champignons, poivrons, radis, artichauts
Fruits 	Tous les fruits sucrés et mûrs : pommes, abricots, avocats, bananes, cerises, dattes, figues, raisins, citrons, mangues, papayes, pêches, ananas, prunes, pruneaux, fraises, rhubarbe, kiwis	Pastèque, canneberges, fruits secs, grenades, et tous les fruits pas assez mûrs ou trop acides en général
Céréales	Blé, riz, avoine, orge, quinoa, tout ce qui est complet ou semi-complet, pain germé	Sarrasin, maïs, seigle, millet, tapioca
Légumineuses	Haricots mungo, lentilles corail, tofu, haricot urd (soja noir), fromages de soja	Tous les haricots, pois cassés, pois chiches, azukis…
Laitages	Lait de vache, fromages frais ou un peu vieux, beurre, ghee, yaourt, fromage de chèvre	Glaces, lait en poudre, yaourt glacé
Protéines animales	Bœuf, poulet, canard, œuf, poisson, dinde, sardines, saumon, crevettes	Agneau, porc, lapin, venaison
Oléagineux et graines	Tous avec modération. Les meilleurs : amandes, graines de tournesol, sésame, cajou	Cacahuètes, psyllium, pop-corn
Matières grasses	La majorité des huiles végétales : sésame, olive…	Huile de lin, huile de maïs
Épices 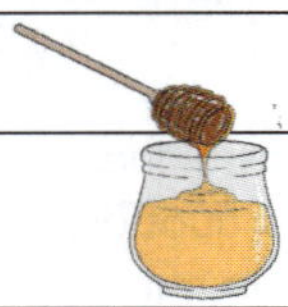	Les épices, sans excès 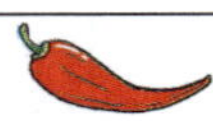	Les épices trop piquantes, avec précaution : Cayenne, piment…
Sucres	Miel cru, sucre naturel, sucre de dattes, concentré de fruits, mélasses de fruits, sirop de riz	Sucre blanc

Mes petits menus doudous

JOUR 1

Petit déjeuner

- Omelette aux légumes, tartines de pain beurrées

Déjeuner

- Patate douce et fromage de chèvre frais au cumin, courgettes sautées

Collation

- Des fruits, en compote de préférence

Dîner

- Soupe de pot marron, pain et huile de noix avec fromage de soja

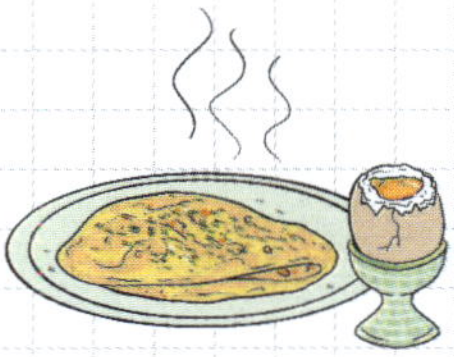

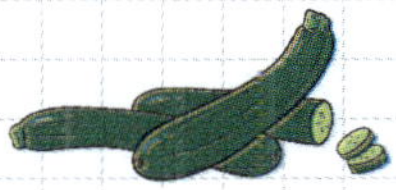

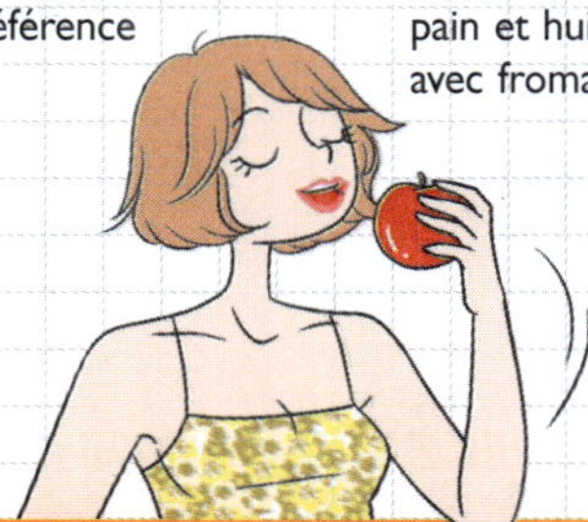

JOUR 2

Petit déjeuner

- Porridge d'avoine cuit dans du lait au mélange quatre-épices, raisins secs et graines de lin, garni d'un peu de ghee et de miel

Déjeuner

- Quinoa, poêlée de carottes, pruneaux et oignons au cumin et à la coriandre fraîche, amandes effilées

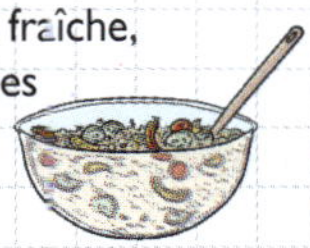

Collation

- 1 poire au four au ghee et à la cardamome

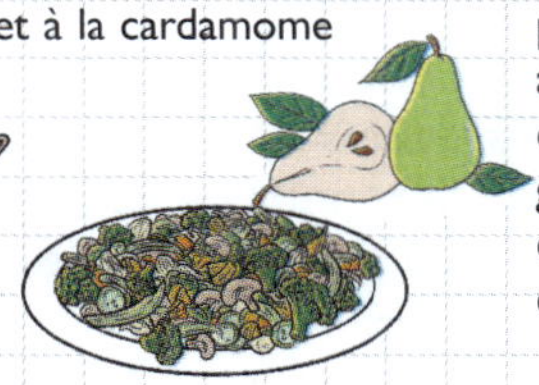

Dîner

- Légumes verts sautés puis cuits à la vapeur, avocat, boulgour d'avoine, garni avec des graines de tournesol, du citron et de l'huile de colza

JOUR 3

Petit déjeuner

- Compote pommes-pruneaux maison à la cannelle, gingembre et muscade servi avec un peu de ghee

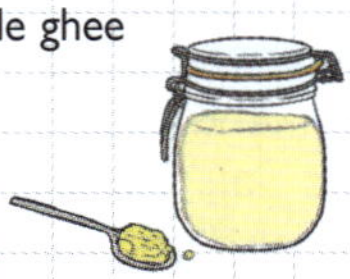

Déjeuner

- Bouillon citronnelle-paprika-bergamote-gingembre, avec carottes, pousses de soja, vermicelle de riz, tofu en dés, colin, haricots mange-tout, garni de coriandre fraîche, citron et lait de coco

Collation

- 1 pomme rôtie au ghee et au romarin

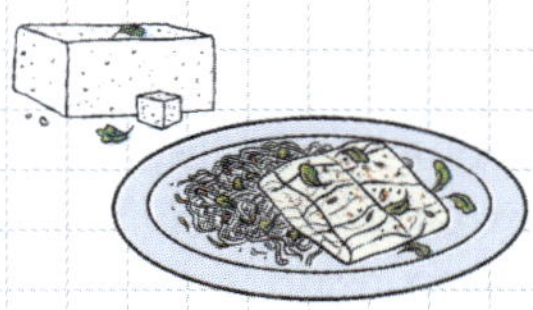

Dîner

- Asperges blanchies, marrons revenus à la poêle avec des abricots secs, boulgour de riz, sauce au yaourt de chèvre ou de soja

JOUR 4

Petit déjeuner

- 1 milk-shake énergisant aux dattes, amandes blanchies mixées avec du lait chaud infusé au gingembre, à la cannelle et à la cardamome

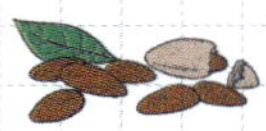

Déjeuner

- **Je mange au resto coréen!** Un bibimbap au poisson, œuf ou viande blanche

Collation

- 1 smoothie banane, cardamome et citron vert

Dîner

- Champignons sautés au ghee avec du persil, blettes sautées, riz basmati complet, garni de quelques noix concassées ou de graines de sésame, un peu d'huile d'olive et de tofu aux herbes

Smoothie banane, cardamome et citron vert
Dans le blender, mixez 1 banane, 20 cl d'eau de coco, ¼ de c. à c. de cardamome en poudre et le jus d'½ citron vert.

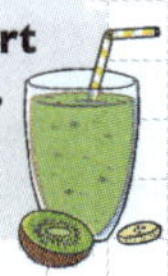

JOUR 5

Petit déjeuner	Déjeuner	Collation	Dîner
• Patate douce écrasée à la cannelle et au ghee	• Curry de crevettes et légumes, riz basmati semi-complet	• 1 lassi à la mangue, au basilic et à la cardamome	• Tajine de légumes (carottes, chou, panais, fenouil…), épices ras-el-hanout, semoule de blé complète, avec un trait d'huile d'olive

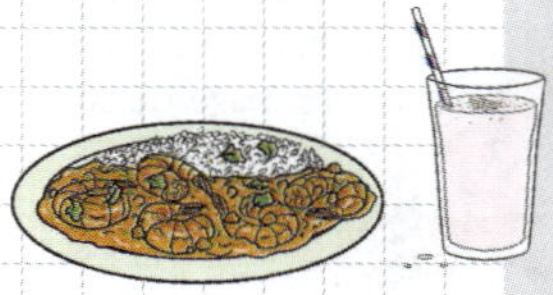

Lassi mangue, basilic et cardamome
Dans le blender, mettez ½ mangue bien mûre coupée en morceaux, ¼ de c. à c. de cardamome, 1 c. à c. de miel, 1 poignée de basilic frais et 50 g de yaourt nature de chèvre ou végétal. Mixez et ajoutez de l'eau jusqu'à obtenir la consistance souhaitée.

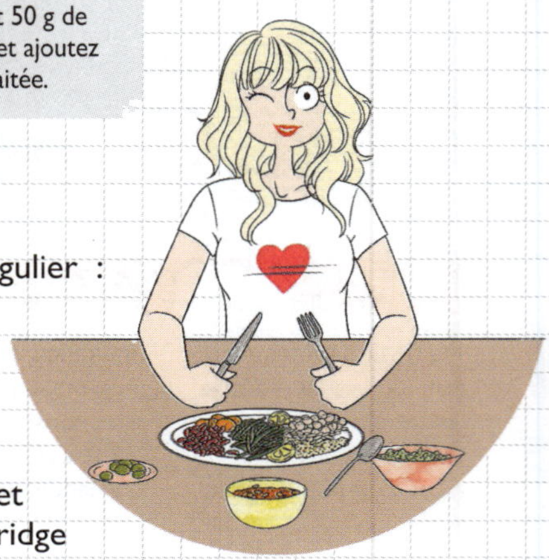

Comment rééquilibrer mon agni irrégulier?

Le maître mot : RÉGULARITÉ. Car l'agni Vata est irrégulier : ou trop haut ou absent.

Ma routine nutrition

Tout d'abord, mangez à heures régulières, en optant pour des aliments pacifiants pour Vata.

- Le matin, prenez un vrai petit déjeuner qui vous ancre et qui est facile à digérer, à base de céréales plutôt, type porridge épicé avec des fruits secs.
- Déjeunez vers midi d'un repas complet nutritif, chaud et énergétique. Privilégiez ici l'apport en protéines, légumineuses, céréales et légumes.
- Dînez tôt le soir, vers 19 heures (et plus tôt, c'est encore mieux). Évitez de manger tard et trop lourd surtout, car ce serait trop difficile à digérer pour votre agni inconstant qui ralentit naturellement le soir !

À fond les épices !

Mangez cuit, c'est plus facile à digérer, et utilisez des épices pour booster votre agni, mais sans abus. Car tout extrême déstabilise Vata. Vos meilleures alliées pour calmer vos troubles digestifs sont les herbes et épices chauffantes, digestives et antiflatulences : ail, cumin, cumin noir, ajowan, asafoetida (ase fétide), gingembre, cannelle, poivre noir, fenugrec, romarin, fenouil, sauge… et le mix ayurvédique spécial Vata (voir p. 24).

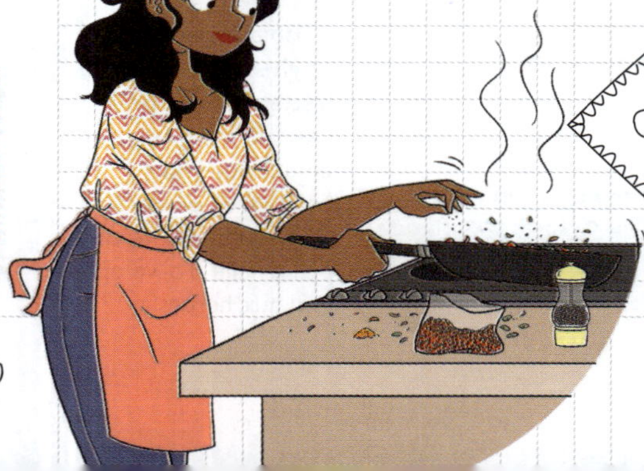

La bonne préparation des épices
Faites d'abord revenir vos épices dans un peu d'huile de sésame ou de ghee avant d'ajouter les céréales ou les légumes, puis de l'eau à feu doux. L'intérêt? La plupart des épices sont liposolubles et ont donc besoin de gras pour s'activer. De plus, ajouter de l'eau permet une cuisson vapeur pour préserver les vitamines et limiter l'huile, qu'il vaut mieux ajouter crue directement dans son assiette pour bénéficier de ses vertus.

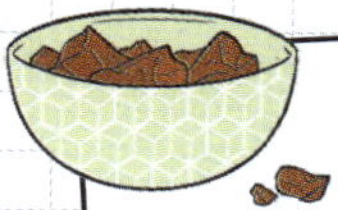

L'asafoetida, quèsaco ?
Aussi appelée « hing », c'est une résine d'arbre réduite en poudre. En ayurveda, on s'en sert en cas de problèmes digestifs (gaz, indigestion, ballonnements…) et aussi pour stimuler l'appétit. C'est d'ailleurs le composant essentiel de la plupart des poudres ayurvédiques pour traiter Vata. Faites-en revenir un petit peu (¼ ou ½ c. à c.) dans de l'huile ou du ghee pour donner un arôme savoureux, sucré et piquant à vos plats. Parfait pour les sauces, curries et pickles. N'en mettez pas trop toutefois, au risque d'augmenter votre Pitta et de causer de l'acidité et des brûlures d'estomac.

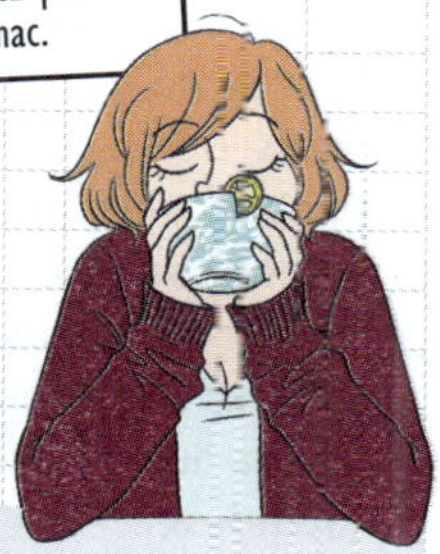

Le coup de pouce phyto

Réguler la faim

Pour booster votre agni et connaître une vraie sensation de faim régulière, buvez 1 tisane au gingembre frais et au citron jaune 30 min avant le repas.

Mieux digérer

Après manger, prenez 1 tisane aux plantes digestives, chauffantes et antiflatulences (cumin, camomille romaine, sauge, mauve, mélisse ou aneth) pour éviter les inconforts.

Tisane gingembre-citron

Dans une tasse, râpez finement à la mandoline 1 morceau de gingembre frais épluché. Versez de l'eau bouillante et couvrez pendant 5 à 10 min avant d'ajouter un filet de jus de citron jaune.

Je booste mon élimination

Pour réguler votre élimination :

Côté nutrition

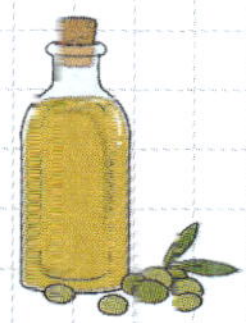

Consommez 2 à 3 cuillerées à soupe d'huile par jour pour lubrifier votre système digestif et lutter contre votre qualité sèche interne (chère constipation…). Le côté huileux va soutenir une bonne évacuation. Privilégiez : le ghee, les huiles de sésame, d'amande, d'olive, de noix, de cameline…

Côté phyto

Tous les soirs, une heure après le dîner, prenez 1 c. à c. de triphala en poudre dans un fond d'eau chaude (voir triphala p. 48). Mélangez bien avec la cuillère et avalez. Y compris la poudre !

Côté lifestyle

Massez-vous le ventre avec de l'huile de sésame et quelques gouttes d'huile essentielle de cannelle pour chauffer et activer l'élimination (voir p. 45). En plus, une séance de yoga pour calmer Vata (p. 53) le matin comprimera les viscères et facilitera l'élimination !

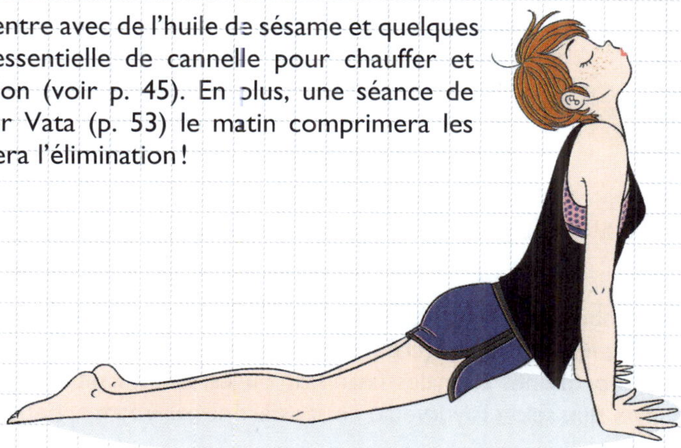

Mon lifestyle cocooning pour calmer Vata

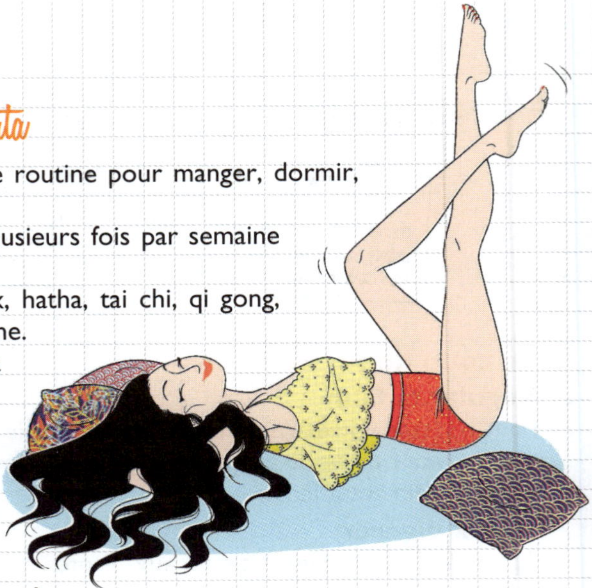

- Organisez-vous pour avoir un minimum de routine pour manger, dormir, travailler…
- Faites des abhyangas à l'huile de sésame plusieurs fois par semaine (voir p. 45).
- Faites des exercices doux, type yoga doux, hatha, tai chi, qi gong, marche, natation… plusieurs fois par semaine.
- Prenez garde à rester au chaud, votre dosha vous rend frileuse !
- Écoutez de la musique relaxante.
- Passez du temps avec vos amis.
- Ralentissez !

À table ! J'équilibre mon Pitta !

Vous êtes en vikruti Pitta ou bien (petite chanceuse !) vous êtes en phase avec votre constitution Pitta. Dans tous les cas, pour une forme et une santé optimales, il faut un bon agni et apprendre à tempérer un peu votre côté flamboyant ! En bonus : une nutrition bien-être personnalisée, c'est naturellement une nutrition minceur !

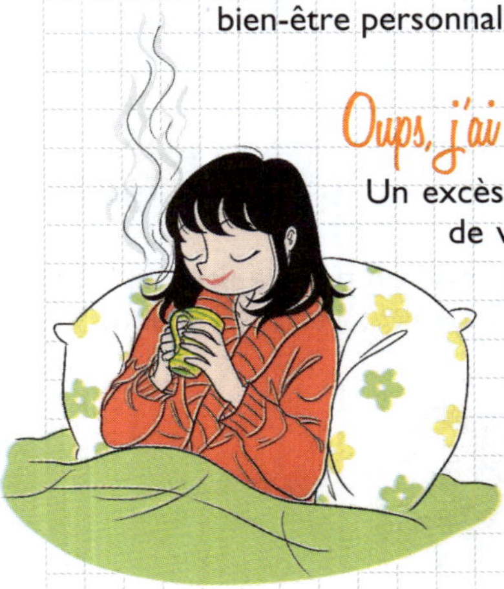

Oups, j'ai un métabolisme hyperactif !

Un excès de Pitta conduit souvent à un agni hyperactif ou, d'un point de vue plus allopathique, à un terrain digestif acide et hyperactif. Quand tout va bien, quand votre Pitta reste à un niveau acceptable, votre métabolisme est en pleine forme. Mais quand vous vous déséquilibrez et que le Pitta devient excessif, cela peut créer des fringales tellement fortes qu'elles vous laissent au seuil de l'hypoglycémie. Côté digestion, vous avez de l'acidité, de la nausée ou des brûlures d'estomac. Dans tous les cas, cela indique une malabsorption générale du fait que la nourriture à peine ingérée est littéralement incinérée !

Comment équilibrer mon dosha Pitta ?

Stop stop stop !

Avec un dosha aussi flamboyant, haro sur les aliments chauffants : les saveurs piquantes, salées et acides, en particulier les fermentations (crème, kéfir, bière, pickles, miso), les excitants (alcool, café, thé), le citron, les protéines animales (viandes rouges, œufs, fruits de mer). Diminuez les textures trop « soupy » qui, selon l'ayurveda, ne satisferont pas votre appétit ardent.

Yes yes yes !

Il est temps de tempérer un peu tout ça avec des aliments refroidissants : mettez l'accent sur les goûts sucrés/neutres (pas le sucre, on est d'accord), amer et astringent, les textures sèches et craquantes (car Pitta est un dosha liquide) comme les patates, les légumineuses, le millet. Vos aliments friendly ? Les greens !

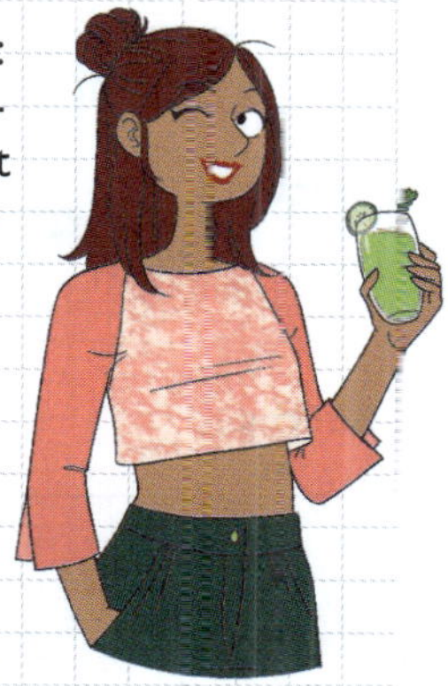

Qu'est-ce que je mets dans mon assiette ?

Votre assiette doit être composée en grande majorité par les légumes, les céréales et les fruits, ainsi que les laitages peu fermentés (lait, fromages frais, yaourts dilués, beurre ou ghee). Pour obtenir vos protéines, mangez des légumineuses épicées, mais cela doit représenter une part minime dans votre assiette.

Groupes d'aliments	Plus	Moins
Légumes 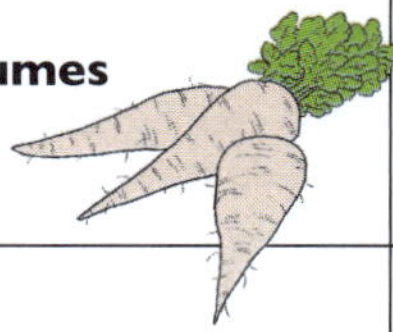	Artichauts, asperges, betteraves, brocolis, choux, carottes, céleri, chou-fleur, coriandre, concombre, pissenlits, fenouil, tous les légumes feuillus verts, kale, poireaux, laitues, gombos, champignons, persil, panais, rutabaga, courges d'hiver et d'été, cresson	Tout ce qui est trop piquant ou chauffant ; radis, navets, tomates, aubergines, ail cru, oignons crus, piment, olives, betteraves crues
Fruits 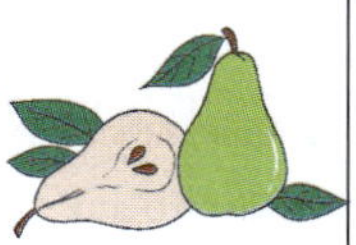	Tous les fruits sucrés et mûrs : pommes, abricots, avocats, coco, baies, cerises, dattes, figues, raisins, citrons verts, mangues, melons, poires, grenades, pastèques, mandarines sucrées, fraises	Ananas, bananes, papayes, pêches, ananas, prunes, tamarin, rhubarbe, kiwi, canneberges, fruits secs, grenades, et tous les fruits pas assez mûrs ou trop acides en général (pommes, mangue)
Céréales	Blé, riz, avoine, orge, quinoa, amarante, tapioca, pain germé, épeautre, tout ce qui est complet ou semi-complet	Sarrasin, maïs, seigle, millet, pain avec levure 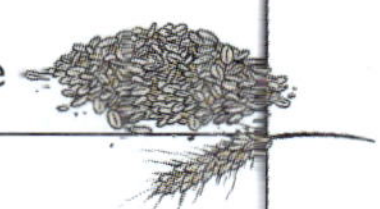
Légumineuses	Azukis, haricots noirs, lentilles corail ou vertes, haricots lima, tous les haricots en général (blancs, rouges, mungo), pois chiches, tofu, certains produits dérivés du soja (fromage)	Miso, sauce soja, tur dhals, tempeh
Laitages 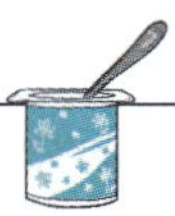	Beurre non salé, ghee, lait de vache et de chèvre, fromage de chèvre frais, yaourt dilué type lassi	Glaces, yaourts entiers, fromages vieux, crèmes
Protéines animales	Poissons de rivière, lapins, crevettes, venaisons, blancs de poulet et de dinde	Bœuf, canard, œufs, poissons de mer, saumon, porc, agneau, sardines
Oléagineux et graines	Amandes blanchies, noix de coco, caroube, graines de lin, psyllium, graines de tournesol, graines de courge, halva	Tous les autres oléagineux et graines
Matières grasses	Ghee, huiles de tournesol, olive, lin, noix, avocat, coco	Sésame, maïs, moutarde, arachide

Groupes d'aliments	Plus	Moins
Épices 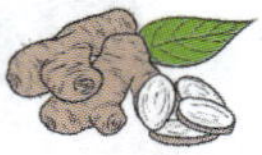	Les épices refroidissantes : cumin, carvi, cardamome, coriandre, aneth, fenouil, menthe, safran, curcuma, curry doux, persil, gingembre frais	Les épices trop piquantes avec précaution : plus de parcimonie avec le chili, la sauge, les graines de moutarde, l'asafoetida, l'ail cru (éviter), le fenugrec, l'origan, la moutarde, la noix muscade
Sucres	Sucre naturel, sucre de dattes, concentré de fruits, sucre de coco, sirop de riz, sirop d'érable	Miel cru, mélasses de fruits, sucre blanc

Mes petits menus zen

JOUR 1

Petit déjeuner

- Des tartines de pain grillé, du beurre de coco, 1 poire mûre

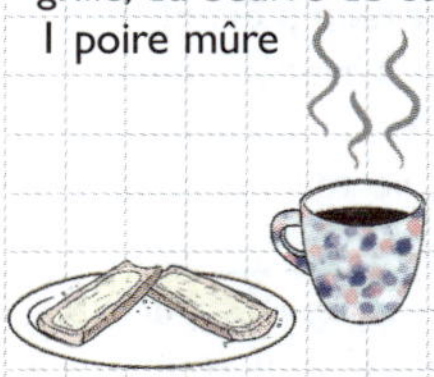

Déjeuner

- Poisson vapeur, tagliatelles de courgettes sautées à l'huile d'olive et au carvi (cumin des prés), citron vert

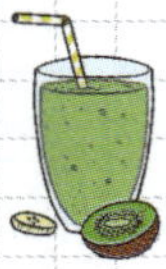

Collation

- Green juice (2 poignées de kale, 2 tiges de céleri, ½ concombre, 1 pomme, 1 petit morceau de gingembre frais, le jus d'½ citron avec 50 cl d'eau)

Dîner

- Soupe poireaux, pommes de terre, fenouil, gingembre, servie avec un soupçon de crème d'amande et du pain toasté

JOUR 2

Petit déjeuner

- Porridge d'avoine ou de crème de blé cuit dans du lait (végétal si besoin), à la cardamome et au safran, des dattes coupées, et garni avec un peu de ghee, de la noix de coco râpée et du sirop d'érable

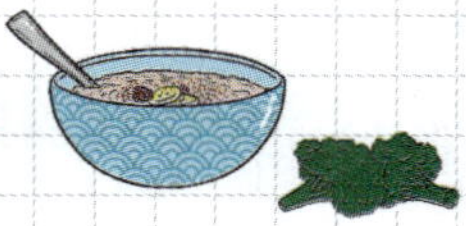

Déjeuner

- Patate douce et brocoli rôtis, fromage de chèvre frais et salade de cresson

Collation

- 1 smoothie à la pastèque (2 tranches), ¼ de c. à c. de cardamome et le jus d'½ citron vert

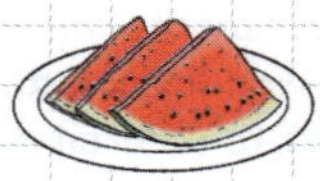

Dîner

- Risotto aux asperges, safran et citron

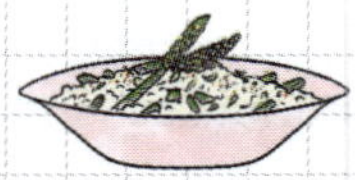

JOUR 3

Petit déjeuner

- Yaourt vegan à la noix de coco avec des raisins secs ou des canneberges et des graines de tournesol et du sirop d'érable

Déjeuner

- Spaghettis à l'épeautre, pesto de basilic, avocat, graines de courge

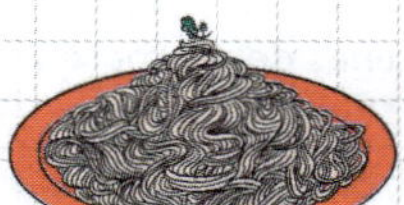

Collation

- 1 jus carotte-citron vert-curcuma-gingembre

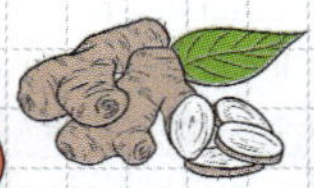

Dîner

- Courge rôtie, farcie au quinoa, poireaux, raisins secs, cannelle, muscade et ghee

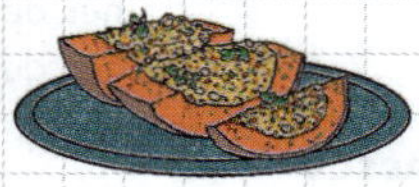

JOUR 4

Petit déjeuner
- Milk-shake énergisant aux figues fraîches, amandes blanchies et lait chaud infusé à la cardamome

Déjeuner
- Taboulé aux herbes fraîches, grenade et graines de tournesol, falafels

Collation
- 1 chaï à la vanille et au lait d'amande

Dîner
- Rouleaux de printemps aux crevettes et légumes achetés tout faits, salade verte

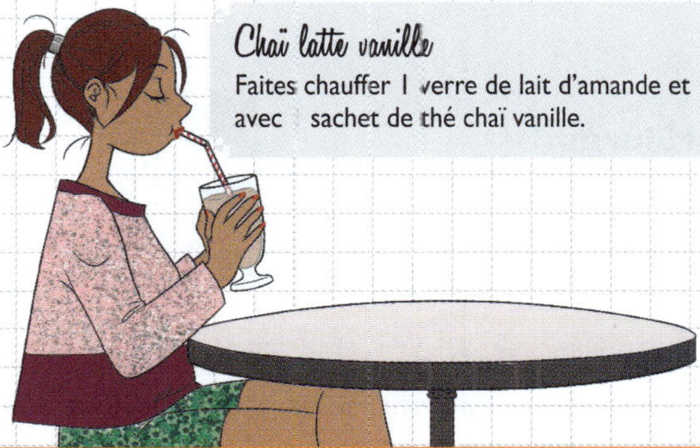

Chaï latte vanille

Faites chauffer 1 verre de lait d'amande et 1 verre d'eau avec sachet de thé chaï vanille.

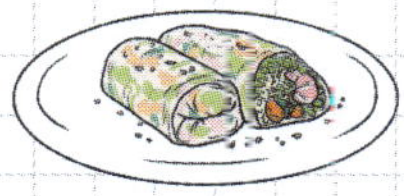

JOUR 5

Petit déjeuner
- Panna cotta thandai (signifiant « froid » en hindi, un mélange d'épices savoureuses et rafraîchissantes à consommer en lait ou en crème quand il fait chaud à l'extérieur)

Retrouvez la recette du panna cotta thandai sur mon site : http://www.hello-ayurveda.com/

Déjeuner
- Blanc de poulet grillé, chou-fleur et brocoli sautés, riz semi-complet

Collation
- 1 yaourt de chèvre aux épices chaï et au sirop d'érable

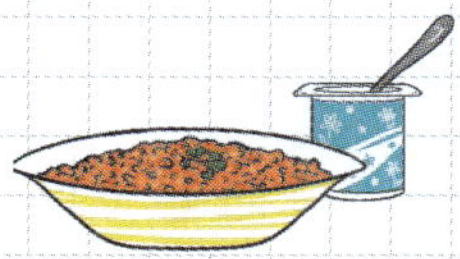

Dîner
- Riz basmati et lentilles corail à la noix de coco râpée, poêlée de blettes au ghee et au curry doux

Comment calmer mon agni hyperactif ?

Le maître mot : REFROIDIR la machine !

Ma routine nutrition

L'idée ? Manger des repas complets et réguliers pour maintenir sous contrôle votre feu digestif, sans sauter de repas au risque de… vous consumer !

- Le matin, ne sautez surtout pas le petit déjeuner ! Il doit être bien nutritif : porridge, pancakes, tartines…
- Vers 12/13 heures, faites un repas complet, votre principal repas de la journée.
- Le soir, ne mangez pas trop tard et prenez un repas plus léger que le midi (moins de protéines animales surtout !). Évitez de manger à minuit si vous êtes encore éveillée car votre système digestif fonctionne au ralenti la nuit !

Prenez le temps de manger lentement et de mastiquer.

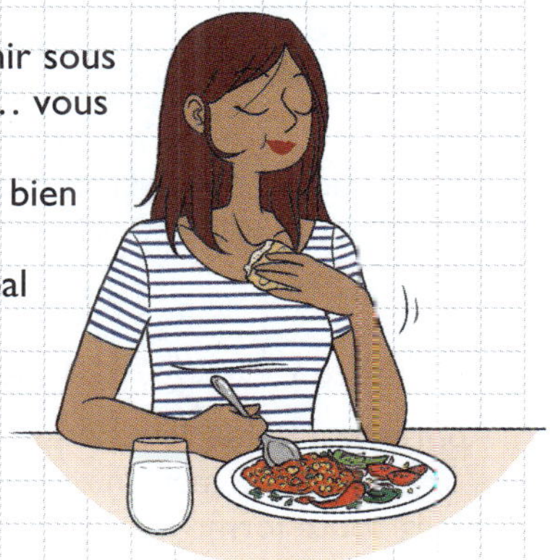

Mes épices fétiches cooling et antiacides

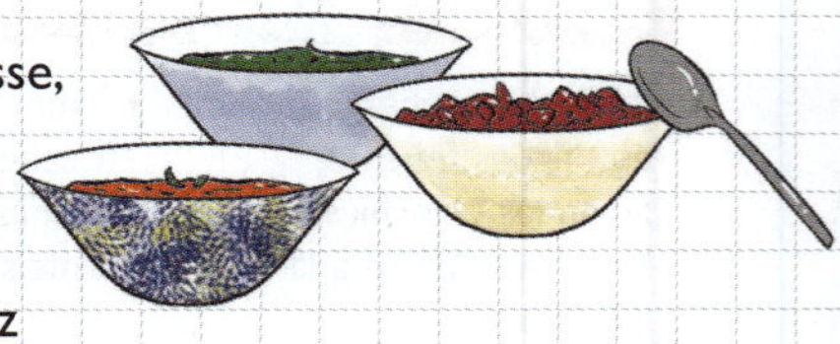

Toutes les épices rafraîchissantes sont bonnes pour vous. Réglisse, coriandre, coco, menthe, citronnelle, fenouil, cardamome, neem (une plante indienne amère)… et le mix ayurvédique spécial Pitta (voir p. 24). Agrémentez régulièrement vos plats avec des chutneys pour calmer votre agni trop chaud et ajoutez aussi des plantes germées.

Le coup de pouce phyto

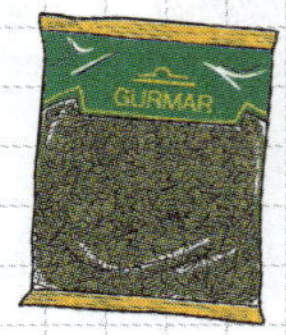

En cas de nausée, acidité ou brûlures

Prenez 2 c. à s. de gel d'aloe vera 20 min avant le repas.

Calmer une faim intenable

Buvez 1 tisane de gurmar (voir p. 49) 30 min avant le repas.

Bien digérer et calmer l'acidité

Prenez 1 tisane CCF (cumin, coriandre, fenouil) après le repas. Le meilleur allié digestion des systèmes digestifs hyperactifs ! C'est une des tisanes incontournables, très simple et pourtant très efficace, pour soulager les problèmes digestifs tels que les gaz, les ballonnements et les aigreurs.

Ma tisane CCF (pour 1 litre)

Dans une casserole avec 1 l d'eau, mettez 1 c. à s. de chacune des 3 épices suivantes en graines : cumin, coriandre et fenouil. Portez à ébullition, puis baissez le feu et laissez cuire à feu doux pendant 10 min encore. Filtrez et savourez.

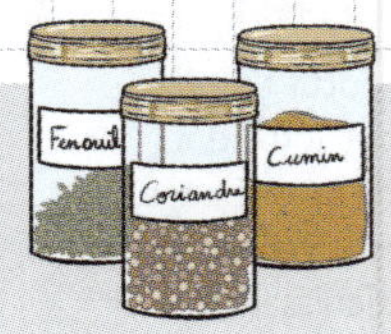

Je tempère mon élimination !

Côté nutrition

Le pire ennemi des Pitta aux intestins irritables est le café ! Surtout à jeun. Il crée une malabsorption chronique à long terme.

Côté phyto

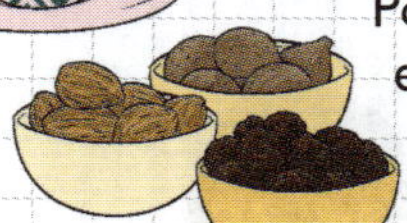

Pour une meilleure élimination, favorisez d'abord une meilleure assimilation et régénérez votre flore intestinale avec ½ c. à c. de triphala dans 1 verre d'eau chaude à boire au réveil (préparez-le la veille et laissez macérer la nuit). Ou, si vos selles sont très souvent liquides, prenez plutôt 2 c. à c. de psyllium blond dans 25 cl d'eau à température ambiante le soir avant le coucher. Le psyllium protégera vos intestins grâce à ses propriétés anti-inflammatoires (efficaces pour les intestins irritables) et réglera votre petit problème d'élimination.

Mes conseils lifestyle pour équilibrer Pitta

- Apprenez à lâcher le contrôle. Suivre une routine journalière, c'est bien, mais autorisez-vous à digresser de temps en temps. Est-ce que vous n'êtes pas un peu trop control freak, hmm ?
- Évitez toute forme de compétition, cela nourrit votre côté ardent.

- Partagez des moments désintéressés avec des amis ou faites du bénévolat. S'occuper des autres et faire preuve d'altruisme tempère le caractère flamboyant et un peu égocentré des Pitta girls.
- Faites du sport plutôt le matin, en évitant le plein cagnard, pour ne pas surchauffer, vous qui êtes déjà bouillonnante, et favorisez des activités dans l'eau : la méditation, la respiration, le yoga, la natation…
- Utilisez des parfums sucrés et doux, aux saveurs équilibrantes pour vous, comme le santal ou la rose.
- Pratiquez du yoga calmant pour Pitta girls (voir p. 56).
- Faites des abhyangas à l'huile d'amande douce ou de coco pour vous rafraîchir (voir p. 45).

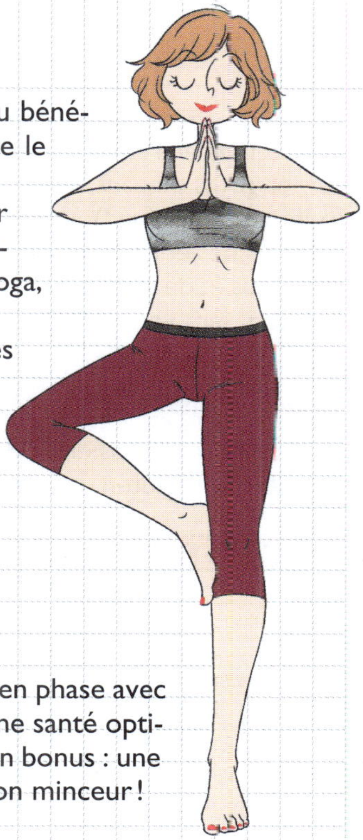

À table ! J'équilibre mon Kapha !

Vous êtes en vikruti Kapha ou bien (petite chanceuse !) vous êtes en phase avec votre constitution Kapha. Dans tous les cas, pour une forme et une santé optimales, il faut un bon agni et bouger un peu votre côté tranquille ! En bonus : une nutrition bien-être personnalisée, c'est naturellement une nutrition minceur !

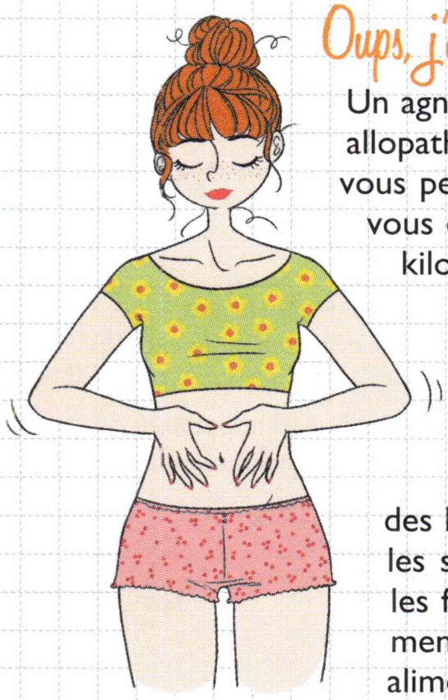

Oups, j'ai un métabolisme ralenti !

Un agni ralenti correspond à un excès de Kapha ou, d'un point de vue plus allopathique, à un métabolisme lent. Le problème ? Au moindre déséquilibre, vous perdez l'appétit, vous avez une sensation de lourdeur dans l'estomac, vous êtes souvent constipée, sans compter que vous accumulez les petits kilos en trop !

Comment equilibrer mon dosha kapha ?

Stop stop stop !

Avec un dosha aussi terrien et aquatique et votre tendance à prendre des kilos, haro sur les aliments lourds, anaboliques et refroidissants, soit les saveurs sucré, aigre et salé : les laitages, l'huile et le sucre, les fermentations (alcools, vinaigres, crèmes, bières…), les aliments hydrophiles (concombre, pastèque…)… Évitez aussi les aliments très denses (qui requièrent déjà de nombreuses heures de digestion pour un métabolisme actif, alors pour le vôtre…), qui risquent de causer une malabsorption à l'origine de toxines. Évitez surtout la viande rouge et les oléagineux. Les textures trop moelleuses et souvent trop sucrées comme les bananes, les patates douces ou les avocats sont aussi à éviter.

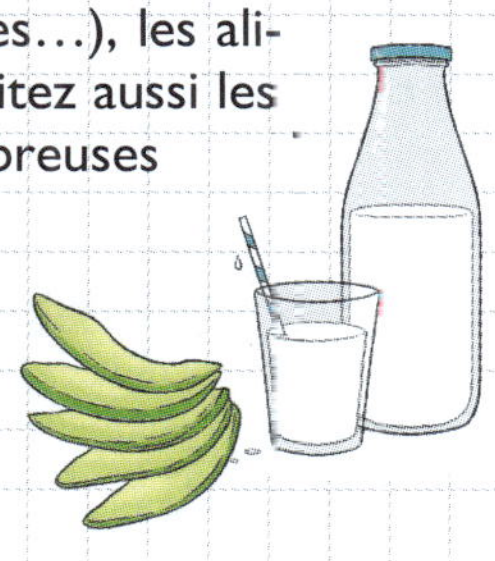

Yes yes yes!

Il est temps de remuer un peu tout ça avec des aliments chauffants, légers et asséchants : foncez sur les goûts piquant, amer et astringent. À fond sur les aliments légers (tous les légumes et les fruits sont vos amis!). Vos aliments friendly sont surtout les épices!!! Les légumineuses, aux textures sèches et craquantes, sont parfaites pour équilibrer votre Kapha car elles absorbent l'excès de mucus et de liquide. De même, le thé, surtout les thés verts ou légèrement fermentés comme l'oolong, sera votre allié pour récupérer de l'énergie et booster votre métabolisme!

Qu'est-ce que je mets dans mon assiette?

La base de votre assiette : des légumineuses et des légumes épicés, les fruits cuits épicés et les céréales sans gluten. La part des protéines, oléagineux et sucres doit être très minime.

Groupes d'aliments	Plus	Moins
Légumes 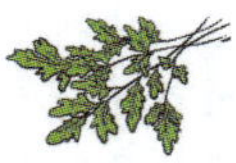	Artichauts, asperges, betteraves, brocolis, choux de Bruxelles, concombre amer, chou-fleur, carottes, céleri, coriandre, maïs, pissenlits, fenouil, ail, piment, kale, radis, laitue, poireaux, légumes verts, persil, oignons, gombos, aubergines, épinards, tomates, navets, cresson, champignons	Tout ce qui est trop lourd, froid ou hydrophile : concombre, olives, panais, patates douces, potimarrons, taros, tomates crues, courgettes
Fruits	Pommes, abricots, cerises, canneberges, figues séchées, raisins, citrons, pêches, poires, grenades, prunes, fruits secs, fraises, fruits rouges	Avocats, bananes, noix de coco, dattes, mangues, kiwis, pamplemousses, melons, papayes, oranges, ananas, tamarin, rhubarbe, pastèque
Céréales	Sarrasin, maïs, seigle, millet, riz, orge, quinoa, amarante, tapioca, pain germé	Blé, riz complet, avoine, pain avec levure, épeautre
Légumineuses	Toutes les variétés de haricots, lentilles (dahls indiens), tempeh	Miso, sauce soja, certains produits dérivés du soja, tofu (si froid et pas épicé)
Laitages 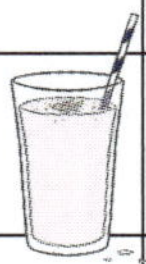	Ghee, lait de chèvre, fromage de chèvre frais, yaourts dilués type lassi, petit-lait	Glaces, yaourts entiers, fromages vieux, crèmes, lait et fromage de vache, beurre
Protéines animales	Poissons de rivière, lapins, crevettes, venaisons, blanc de poulet et de dinde, œufs	Bœuf, canard, œufs, poissons, poissons de mer, saumon, porc, agneau, sardines, viandes rouges en général
Oléagineux et graines	Caroube, sésame, tahin	Tous les autres oléagineux et graines 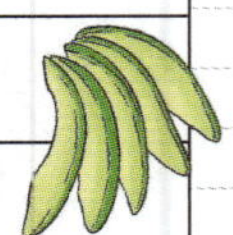
Matières grasses	Ghee, huiles de sésame, maïs, moutarde, tournesol, olive, lin, cameline	Huiles de noix, avocat, coco
Épices 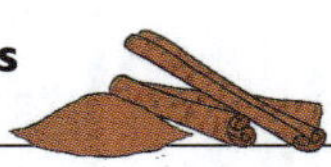	Surtout les épices chauffantes : piment, asafoetida, ajowan, curry, marjolaine, romarin, sauge, cannelle…	Ce qui est trop nutritif ou émollient : réglisse, guimauve
Sucres	Miel cru, mélasses de fruits	Sucre naturel, sucre de dattes, concentré de fruits, sucre de coco, sirop de riz, sirop d'érable, sucre blanc

Mes petits menus légèreté

JOUR 1

Petit déjeuner

- Green juice (voir recette p. 34)

Déjeuner

- Quinoa au sésame, poêlée d'épinards, sauce tomates, oignons

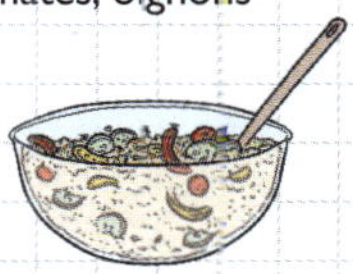

Collation

- Jus de pommes chaud aux épices (gingembre, cannelle, cardamome, clou de girofle)

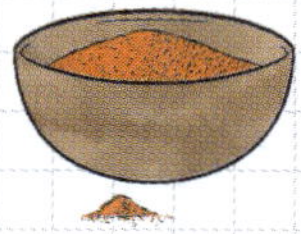

Dîner

- Soupe carotte-gingembre, pain de sarrasin grillé

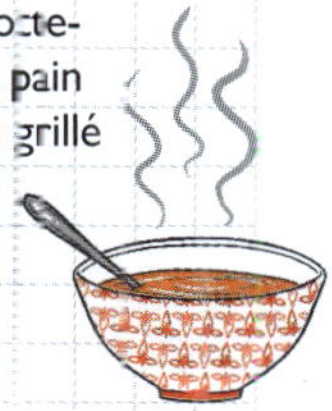

JOUR 2

Petit déjeuner

- Compote de pommes maison aux épices chauffantes (cannelle, gingembre, graines de lin, clou de girofle) cuite avec une poignée de raisins secs et agrémentée d'1 c. à c. de ghee

Déjeuner

- Pain de seigle, œufs mollets, poêlée épicée de céleri, carottes et coriandre

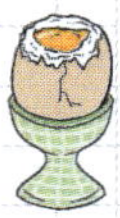

Collation

- Lait chaud épicé à l'anis, poivre noir, poivre long, cardamome, cannelle, gingembre et miel

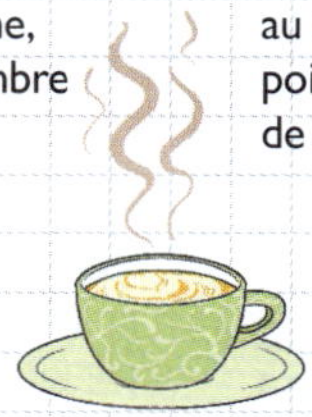

Dîner

- Poêlée de pommes de terre et choux, au curcuma et au poivre noir, avec un filet de citron

JOUR 3

Petit déjeuner

- Müesli au lait de riz chaud

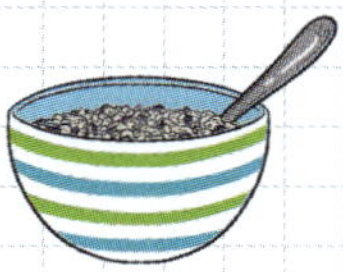

Déjeuner

- Salade verte, pomme, navet, truite en papillote, pommes de terre vapeur

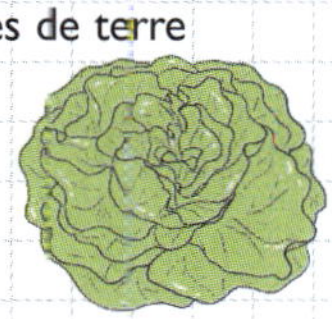

Collation

- Infusion de thym ou romarin ou sauge ou tulsi (« basilic sacré »), celui que vous préférez !

Dîner

- Pâtes de sarrasin et pesto au fenouil

Pesto au fenouil

Faites griller à sec 50 g de graines de courge. Mixez-les avec les branches de 2 bulbes de fenouil, le jus d'1 citron, 2 gousses d'ail, du poivre et du sel, en versant progressivement 5 c. à c. d'huile d'olive jusqu'à obtenir la bonne consistance.

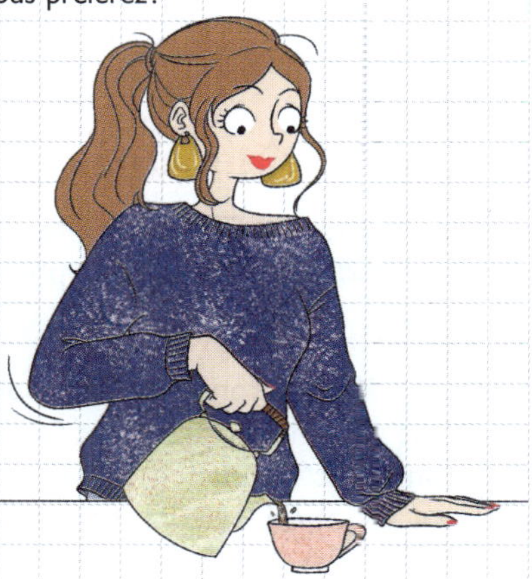

JOUR 4

Petit déjeuner
- 1 chaï latte bien épicé au lait de riz ou d'avoine

Déjeuner
- Brocolis sautés à l'ail, haricots blanc sautés aux graines de moutarde, cumin et huile d'olive

Collation
- 1 thé vert au citron

Dîner
- Pain de maïs grillé, houmous relevé avec un peu de piment, soupe maison de chou-fleur, brocoli et oignons

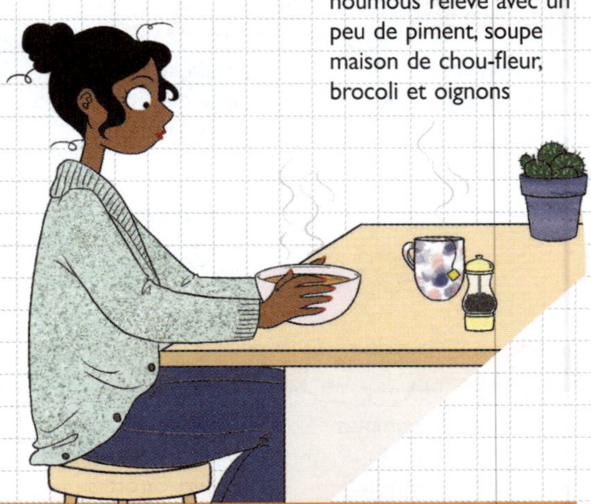

Chaï latte épicé

Faites chauffer 1 tasse de lait et 1 tasse d'eau avec un sachet de thé chaï spicy (existe aussi sous forme d'épices pour chaï).

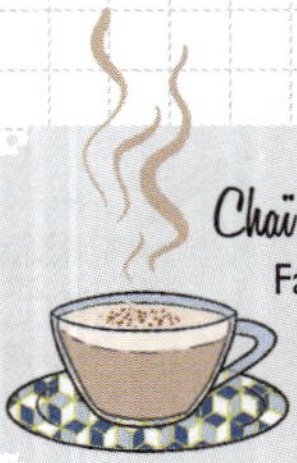

JOUR 5

Petit déjeuner
- Lait doré au curcuma

Déjeuner
- Chili végétarien aux haricots noirs et tomates, poivrons, oignons, piment, avec du citron et de la salade verte

Collation
- 1 café ayurvédique (café additionné d'1 pincée de cardamome, cannelle et gingembre et d'1 c. à c. de ghee)

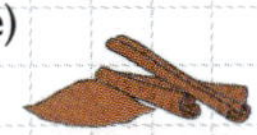

Dîner
- Laitue à l'huile d'olive et au citron, soupe de pois cassés et de pommes garnie de gomasio (sésame grillé avec du sel) avec du pain de seigle

Lait doré au curcuma

Faites chauffer 1 mug de lait, 1 c. à c. de curcuma, une pointe de poivre et de la cannelle, ajoutez 1 c. à c. d'huile de coco (et éventuellement du miel).

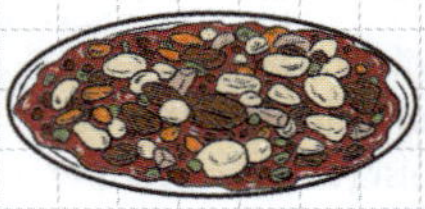

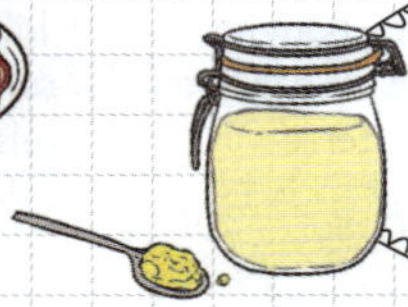

Le bon geste
Limitez les huiles, et quand vous en avez besoin, favorisez le ghee (beurre clarifié indien), et les huiles aux qualités chauffantes et pénétrantes (huiles de lin, d'olive, de moutarde et de sésame).

Comment booster mon agni ralenti ?

Le maître mot : ACTIVER ce feu digestif trop stagnant avec des épices et de la phyto réchauffants !

Ma routine nutrition

Les miss Kapha sont souvent des personnes qui mangent peu et qui prennent facilement du poids. Elles ont aussi tendance à manger pour compenser une émotion et surtout grignotent beaucoup entre les repas. La règle d'or ? Mangez quand vous

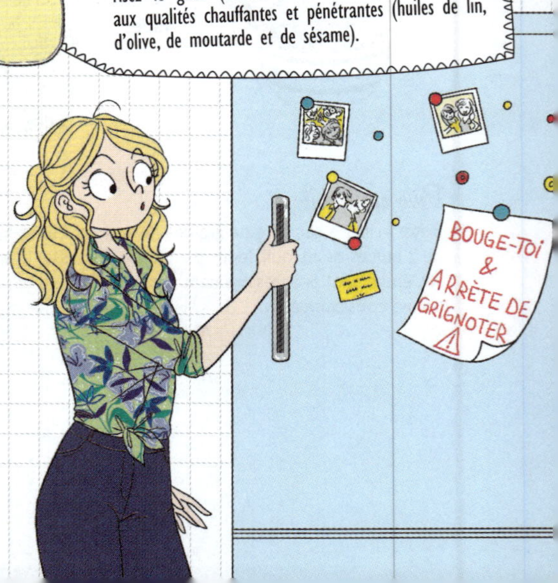

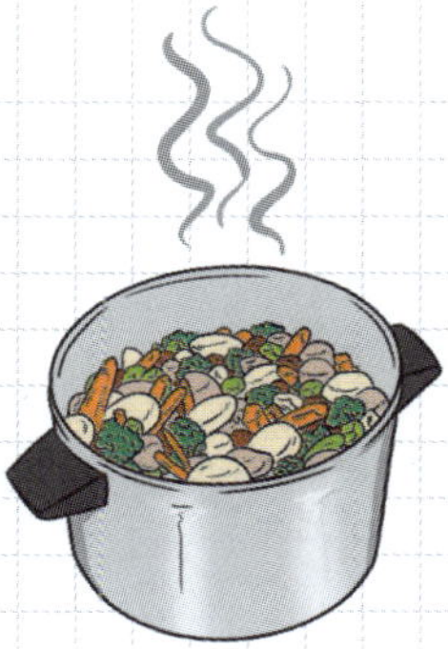

avez vraiment faim et non par habitude ou quand vous ne vous sentez pas bien ! Vous serez surprise de manger très peu, voire pas du tout le matin, car votre vraie faim arrive souvent plus tard, vers 11 heures.

La routine à suivre :

- Le matin, mangez très léger ou ne mangez pas du tout. Un chaï épicé ou un lait doré (voir recettes p. 40) feront l'affaire.
- Le déjeuner est votre repas principal. Il est possible que vous ayez faim plus tôt si vous n'avez pas pris de petit déjeuner. Dans ce cas, écoutez-vous. Réapprenez à écouter votre faim !
- Le soir, mangez tôt et léger, en favorisant les légumes et les céréales. Limitez les aliments lourds, statiques et froids (laitages, oléagineux, viandes, poissons, crudités…), qui sont lents à digérer, sous peine de les stocker directement !

Vous avez envie de sucré après le repas ? Optez pour une tisane ou un lait épicé chauffant et digestif avec du miel. Le miel est le seul sucre chauffant (bon pour vous), et en plus il a une action détox !

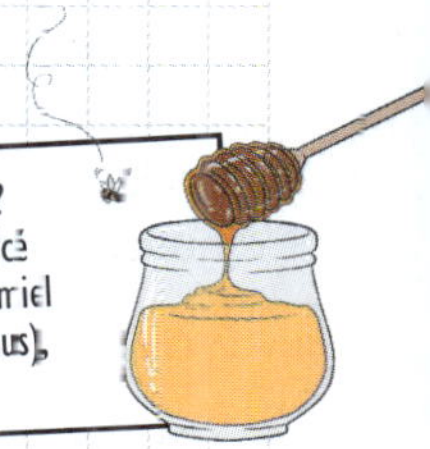

Mes épices chauffantes fétiches pour faire fondre mon Kapha

En cuisine, usez et abusez d'épices chauffantes et asséchantes pour dynamiser et absorber l'excès de liquides du dosha : piment, gingembre, cannelle, clou de girofle, poivre, coriandre, graines de moutarde, curcuma, sauge, thym… et le mix ayurvédique spécial Kapha (voir p. 24). Toutes ces épices ont une action sudorifique (elles font transpirer) pour aider à éliminer le Kapha.

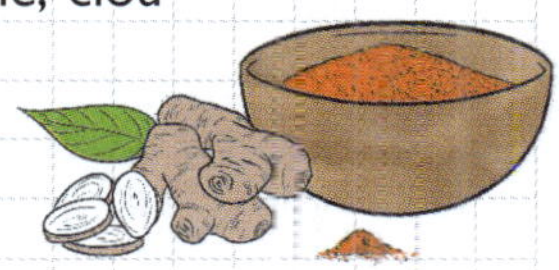

Le coup de pouce phyto

Booster son métabolisme

30 min avant de manger, prenez un « dipan » de gingembre, une méthode pour booster la digestion et l'assimilation grâce à un aliment ou une épice qui augmente la population d'enzymes. Comment faire ? Déposez 1 pincée de sel et quelques gouttes de citron jaune sur une fine tranche de gingembre frais. Mâchez bien ! Ok, ça donne chaud, mais c'est très efficace ! Avec ça, vous allez donner un coup de fouet à votre feu digestif.

Drainer

Dans la journée, prenez l'habitude de boire des tisanes diurétiques bien chaudes pour drainer l'eau de votre système lymphatique (rappelez-vous, un excès de Kapha est aussi un excès de liquide). Plein d'options ! Hamamélis, feuilles de framboisier, feuilles de chêne, mûrier, aigremoine… N'en buvez pas juste après manger, car cela diluerait trop les enzymes digestives (les pauvres, qui essaient déjà de s'activer à plein régime !).

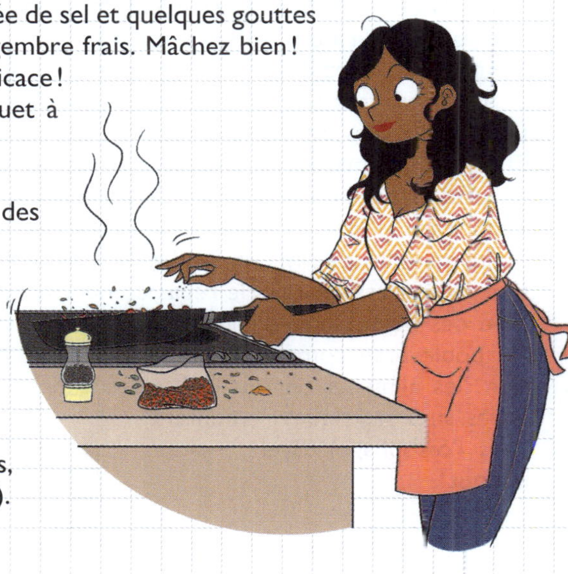

Je booste mon élimination !

En temps normal, les miss Kapha ont une élimination régulière (tous les jours), mais dès qu'elles se déséquilibrent, celle-ci ralentit (Kapha ayant des qualités statiques et lentes). Pour vous éviter une constipation peu agréable, il existe des astuces phyto et le massage !

Côté phyto

Le triphala ! Tous les soirs, 1 heure après le dîner, prenez 1 c. à c. de triphala en poudre dans un fond d'eau chaude. Mélangez bien avec la cuillère et avalez, y compris la poudre !

Côté lifestyle

Le massage du ventre : le soir au lit, massez-vous le ventre dans le sens des aiguilles d'une montre (qui correspond au sens de la digestion) avec un mélange d'huiles essentielles chauffantes et activantes pour booster un peu tout ça !

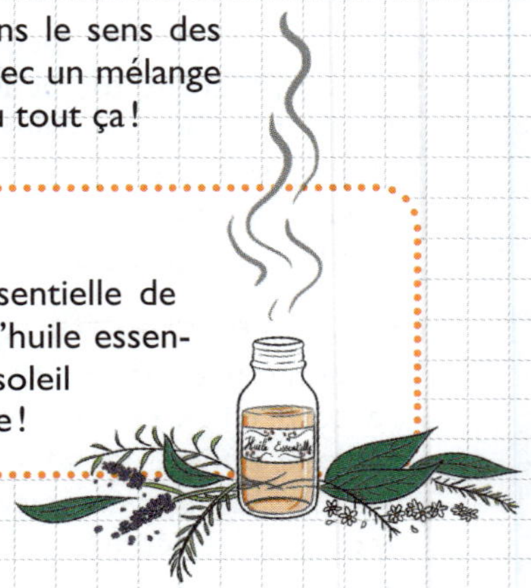

Massage aux huiles essentielles spécial Kapha

Dans 50 ml d'huile végétale, mélangez 12 gouttes d'huile essentielle de citron + 10 gouttes d'huile essentielle de basilic + 8 gouttes d'huile essentielle de menthe poivrée. Attention à ne pas vous exposer au soleil après application, l'huile essentielle d'agrume étant photosensible !

Mes conseils lifestyle pour bouger mon Kapha

- Debout ! Levez-vous tôt, avant le soleil, histoire de casser la lenteur et la lourdeur de Kapha et de commencer la journée en mode énergie. Les heures matinales avant 6 heures sont liées à Vata. C'est le moment parfait pour faire du yoga et de la méditation !
- Parfumez-vous et massez-vous avec des essences chauffantes et énergisantes comme la cannelle. L'idée : équilibrer votre excès de Kapha tout en activant votre circulation sanguine et lymphatique qui a tendance à stagner.
- Bougez ! Pratiquez des sports cardio ou du yoga vinyasa, plutôt intense.
- Le matin, pratiquez du yoga anti-Kapha (p. 60) pour travailler votre estomac et vos poumons (les organes clés de Kapha) et pour… vous challenger à transpirer un peu !
- Faites des gommages revigorants au sel. Le sel exfolie, recharge en minéraux et active la circulation sanguine et lymphatique pour, là encore, relancer et éliminer les toxines.
- Zappez les siestes et activez-vous après manger, ne serait-ce qu'avec une petite marche de 15 minutes qui va faciliter le processus de digestion. Rester assise après le repas comprime l'estomac, ce qui crée des perturbations digestives. Le pire : vous allonger ! Ça bouleverse complètement le processus de digestion (les aliments ont du mal à descendre et les sucs gastriques remontent dans l'œsophage). Bref : restez debout !

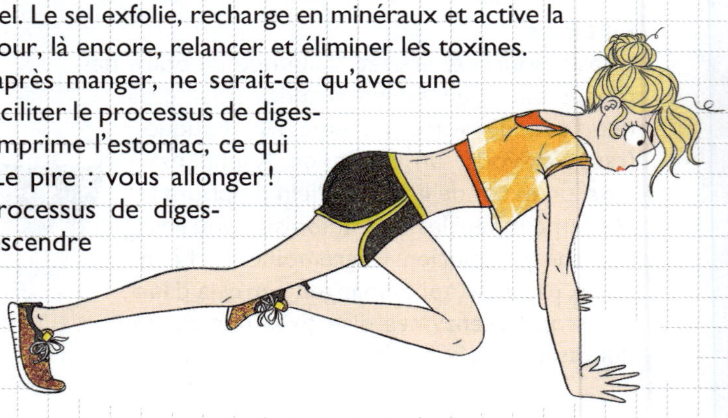

Chapitre 3

Ayurveda lifestyle & phyto

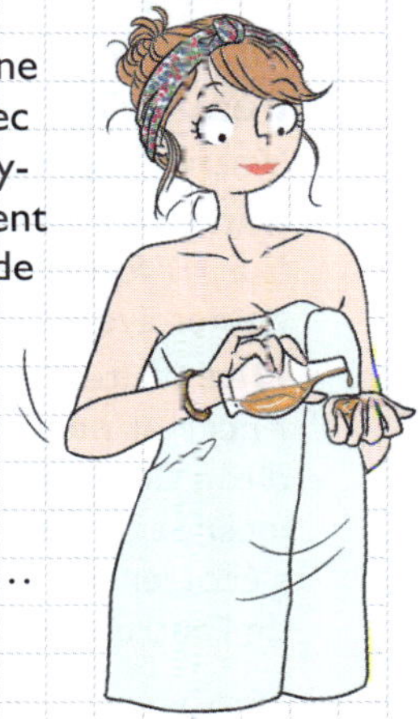

Routines power ! En ayurveda, l'organisation de votre vie à l'aide d'une routine est cruciale. La routine est la répétition d'un geste coordonné avec le mental. Ce lifestyle englobe donc les habitudes, le comportement, l'hygiène de vie… Selon l'ayurveda, le physique et le mental sont intimement liés et perturber ce lien est cause de maladies et déséquilibre l'ensemble de la vie. D'où l'importance de routines bien-être ! Les outils sont innombrables, mais le but est unique : trouver LA routine idéale pour vous qui, alliée à une intention (côté mental), va maintenir et supporter votre bien-être général. Également fondé sur les doshas (voir p. 12), le lifestyle est utilisé dans tout programme ayurvédique. Abhyanga (massage à l'huile chaude), marmathérapie (acupression) ou encore yoga… l'ayurveda va vous chouchouter au quotidien et par tous les moyens !

Les bienfaits des routines

La tradition du « dinacharya » (routine quotidienne) est l'un des outils ayurvédiques les plus puissants. En effet, une routine quotidienne est gage de santé, de vitalité et de clarté dans votre vie. C'est quelque chose de durable et solide qui vous ancre tout en vous offrant de nombreux bénéfices. Tout d'abord, elle calme votre Vata en vous donnant de la régularité. Ensuite, selon les qualités mises en avant, elle permet d'équilibrer vos doshas en excès. Enfin, elle fait appel à un côté plus mental, voire spirituel, car il s'agit de mettre une intention dans vos actions et de les faire en conscience !

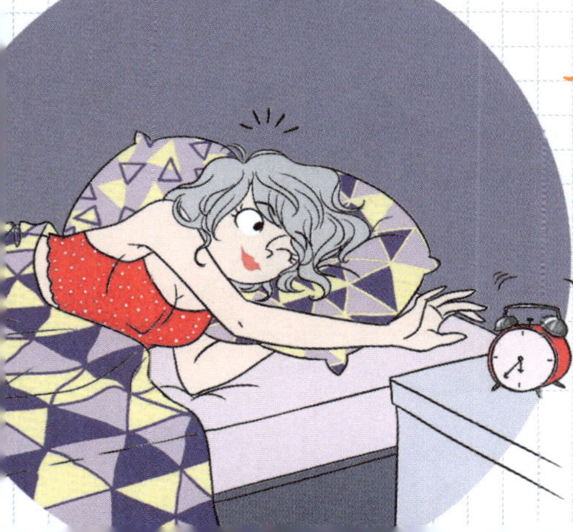

Ma routine wake up !

Nous l'avons vu au chapitre 1, l'ayurveda perçoit tout selon les 5 éléments. Or ceux-ci se manifestent chez vous directement à travers vos 5 sens : l'espace est lié à l'ouïe, l'air au toucher, le feu à la vue, l'eau au goût et la terre à l'odorat. Pour se réveiller du bon pied et légère, il vous faut trouver votre équilibre avec ces éléments, grâce à un nettoyage de vos organes sensoriels : les oreilles, la peau, les yeux, la langue et le nez. Une routine parfaite pour vous réveiller implique aussi forcément un allégement de vos intestins, et donc de petits tips useful pour vous y aider. Et hop, une routine wake up !

Cela peut paraître long, mais chaque étape est en fait très rapide. Et quand vous n'avez pas le temps, vous pouvez sauter les étapes 5 et 6 et les garder seulement pour le week-end.

1 Je me lève tôt (avant le soleil).

Le but : profiter des qualités légères et subtiles de ces heures. Il est plus facile de se lever et de s'activer tôt le matin car ce sont des heures Vata (de 2 à 6 heures du matin).

2 Je nettoie mes organes sensoriels pour harmoniser les 5 éléments en moi :

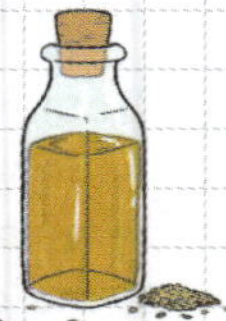

- **Oreilles :** nettoyez-vous les oreilles en douceur en appliquant un peu d'huile de sésame dans l'oreille avec le petit doigt.
- **Peau :** rincez-vous le visage à l'eau fraîche.
- **Yeux :** vaporisez-les avec de l'eau florale au bleuet ou à la fleur d'oranger.
- **Langue :** raclez-vous la langue avec un grattoir à langue (en pharmacie) 5 à 10 fois d'arrière en avant. Lavez-vous les dents et faites des gargarismes avec de l'eau salée au curcuma.

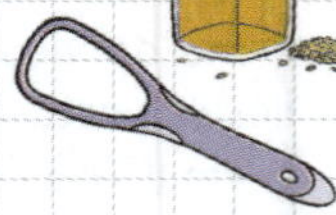

- **Nez :** faites le jala neti tous les jours ! C'est quoi ? une technique de yoga, qui permet de rincer et nettoyer les cavités nasales à l'aide d'un petit arrosoir spécial (le lota) rempli d'eau tiède salée (¼ de c. à c. pour 1 pot). Insérez l'embout dans la narine gauche, puis inclinez la tête vers la droite tout en versant l'eau. Au bout de quelques instants, l'eau doit s'écouler par la narine droite. Soufflez par le nez pour évacuer l'humidité. Recommencez de l'autre côté. À la fin, expirez plusieurs fois fortement pour vous sécher les narines.

3 Je bois un grand verre d'eau chaude et je m'assois pendant 5 minutes en position de compression intestinale (le squat, voir p. 57).

Le but : soutenir l'évacuation des selles avec l'effet chasse d'eau de l'eau chaude pour activer les intestins endormis.

4 Je vais à la selle.

C'est le seul vrai moyen pour commencer une nouvelle journée ; sinon vous digérez toujours celle de la veille, aussi bien physiologiquement que mentalement.

5 Je fais des exercices (yoga, étirements…).

Le but : activer la circulation, lancer le mouvement pour la journée.

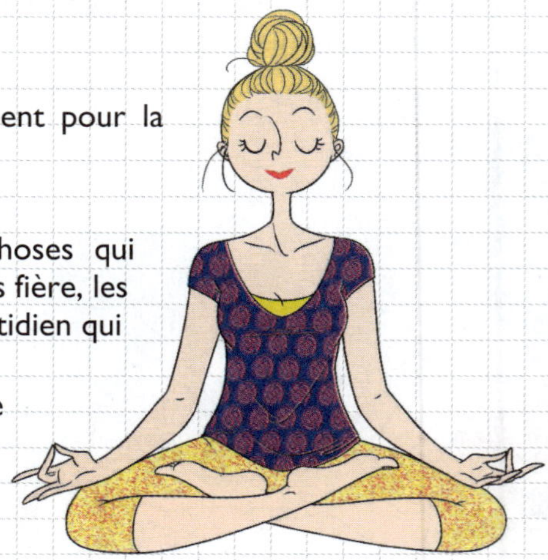

6 Je médite sur la gratitude et sur l'amour.

Cela vous permettra de reconnaître les belles choses qui arrivent autour de vous et, en vous, ce dont vous êtes fière, les relations qui vous portent, les choses subtiles du quotidien qui allègent votre cœur…

Le but : vous centrer et élever votre cœur et votre conscience de vous-même, de votre situation et de votre entourage. Parfois il suffit de se poser pour voir la beauté, même dans les moments difficiles.

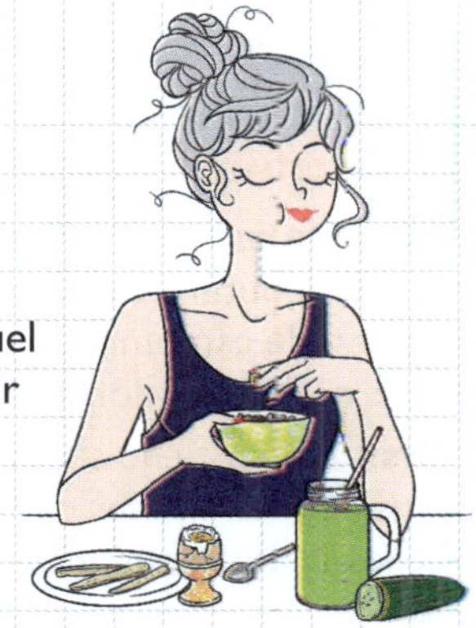

7 Je me douche et je m'habille.
Préparez-vous pour commencer enfin la journée.

8 Je prends mon petit déjeuner.
Optez pour un petit déjeuner en fonction de votre état actuel (vikruti ou prakruti si vous ne souffrez pas de déséquilibres – voir p. 8) afin de vous donner de l'énergie pour la journée.

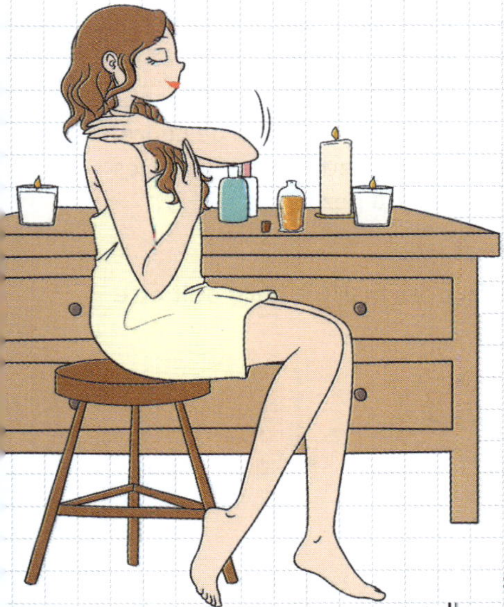

L'abhyanga

Je me masse !

Les techniques de massages ayurvédiques sont variées et sont souvent la seule chose que l'on connaît en ayurveda. Le plus connu est l'abhyanga, un massage aux huiles chaudes. On peut aussi faire des massages avec des pochons de plantes diverses, des décoctions, ou en versant certains fluides de façon continue sur le corps ou sur la tête. Mais l'abhyanga est assez unique en son genre. Ses bénéfices sont nombreux : il rend la peau douce, donne de la force au corps, diminue les effets du vieillissement, stimule la circulation sanguine et lymphatique, aide au sommeil, calme les anxiétés, pacifie et harmonise les doshas. L'abhyanga fait partie d'un ensemble de thérapies appelées « snehana », signifiant à la fois « huile » et « amour ». Poétique, non? Et tellement vrai! Au-delà de ses vertus thérapeutiques multiples, l'abhyanga est en effet un rituel d'amour envers soi-même. Le massage se fait le matin ou le soir, mais surtout au calme et à jeun pour permettre à la peau de bien absorber l'huile.

Je me donne de l'amour !

La peau est le plus grand organe du corps. Or on la délaisse trop souvent. On ne la touche que 3 minutes chaque jour maximum, le temps d'appliquer une crème après la douche. On la juge la plupart du temps, sur sa qualité, sur son grain ou ses petits bourrelets. Bref, on a plus tendance à l'oublier et à la malmener qu'à lui rendre hommage! L'abhyanga est un enveloppement soyeux que l'on s'offre en douceur et en conscience. Il s'agit de s'enduire d'amour et de se reconnecter à soi-même par le toucher. Pause cocooning!

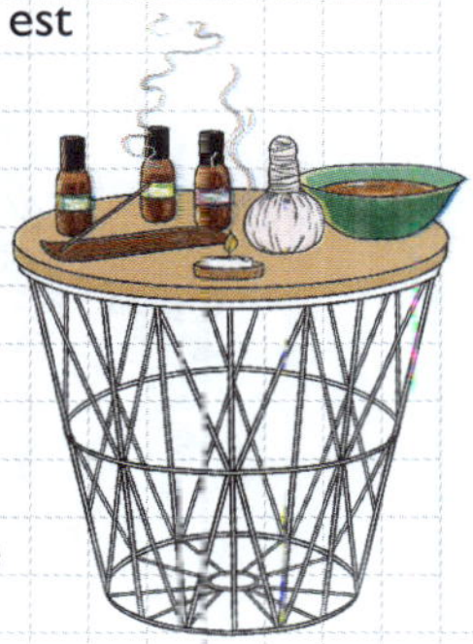

How to abhyanga ?

L'automassage abhyanga est très simple. L'élément majeur est l'huile, qui pénètre la peau et la nourrit en profondeur. Elle atteint les différents tissus et organes et calme le système nerveux. Et il suffit d'une quinzaine de minutes pour le réaliser, vous pouvez le faire tous les jours!

❶ Je choisis une huile

Miss Vata : choisissez une huile chauffante, comme le sésame ou l'amande, à laquelle vous pouvez ajouter des huiles essentielles de cannelle, de gingembre, de marjolaine à coquilles, de vétiver, de camomille. Toutes activent la circulation et calment l'esprit. La meilleure aide pour choisir ? Votre odorat ! Ce qui vous attire sera naturellement bon pour vous.

Miss Pitta : choisissez une huile refroidissante, comme le tournesol ou la coco, à laquelle vous pouvez ajouter des huiles essentielles de rose, de jasmin, de bois de santal, de mandarine. Celles-là nettoient le sang et calment le mental agité. Encore une fois, faites confiance à votre odorat !

Miss Kapha : choisissez une huile chauffante et pénétrante, comme le sésame ou la moutarde, à laquelle vous pouvez ajouter des huiles essentielles de cannelle, de camphre, de cèdre, de gaulthérie, de pamplemousse. Ces dernières sont très énergisantes, nettoyantes pour les voies respiratoires et activatrices pour la circulation. Là encore, ayez du nez !

❷ Je fais chauffer l'huile

Mettez à chauffer environ 10 cl d'huile au bain-marie (oui, il en faut pas mal !). L'huile doit être bien chaude, sans vous brûler, bien sûr !

❸ Je prépare ma salle de bains en mode cocooning

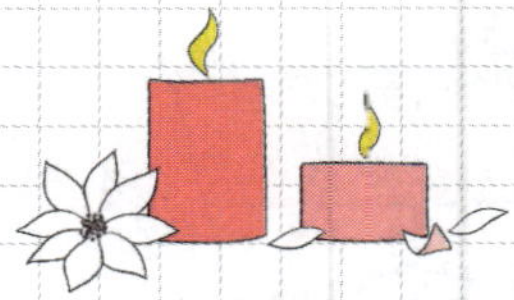

Chauffage monté, serviettes étalées partout sur le sol pour éviter le froid, allumez des bougies et de l'encens pour l'ambiance et, pourquoi pas, mettez un peu de musique douce.

❹ Je me masse

C'est parti ! Entrez dans la douche. Pendant le massage, prenez vraiment conscience du toucher, concentrez-vous sur vos sensations, connectez-vous à votre corps.

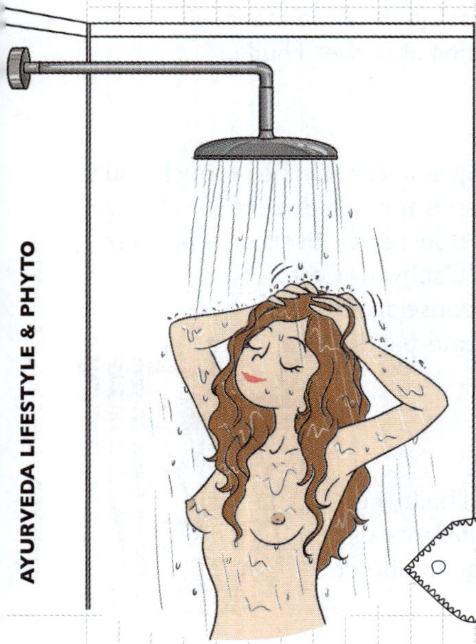

Commencez par la tête, le visage et le cuir chevelu, avec de petits mouvements doux et circulaires. Utilisez l'intégralité de votre main : votre paume, vos doigts, vos poignets, ce sont tous des outils à découvrir pour vous raccorder à vos sensations. Sur cette zone, n'appuyez pas trop. Et n'oubliez pas les oreilles et le cou !

Continuez avec les pieds. Avec la paume des mains, effectuez des mouvements de va-et-vient le long de la voûte plantaire.

Massez ensuite les chevilles en mouvements circulaires avec toute la surface de vos mains, puis les jambes en longs mouvements de haut en bas. Faites toujours des mouvements circulaires au niveau des articulations. Massez bien les fesses aussi.

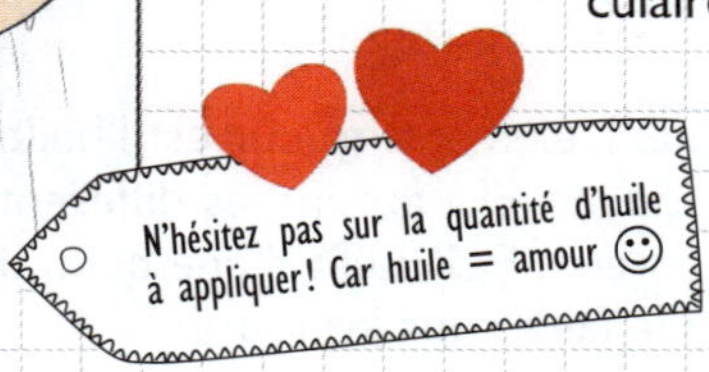
N'hésitez pas sur la quantité d'huile à appliquer ! Car huile = amour ☺

Passez au bas du dos en insistant sur les reins, en continuant les mouvements circulaires. Selon les zones et vos sensations, allez plus

en profondeur ou restez en surface. Au cours de ce massage, vous allez peu à peu vous sentir engloutie dans un océan de sensations car vous serez à l'écoute de vous-même.
Poursuivez avec les bras de la même façon : cercles aux articulations et longs mouvements de va-et-vient sur les longueurs.
Terminez avec le ventre en massage circulaire suivant le sens des aiguilles d'une montre, puis avec le torse en massant bien la poitrine et en revenant vers le cœur.

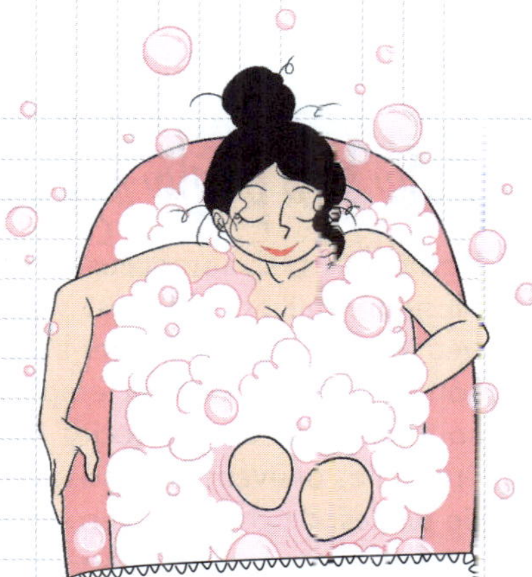

5 Je me douche

Une fois le massage terminé, profitez d'une bonne douche bien chaude ou d'un bain en veillant à ne pas tomber avec vos pieds huilés !

Astuce
Pensez à bien rincer le bac de douche avec de l'eau chaude mélangée à du savon et du vinaigre, pour éviter que l'huile ne s'accumule et n'encrasse la tuyauterie.

La sudation

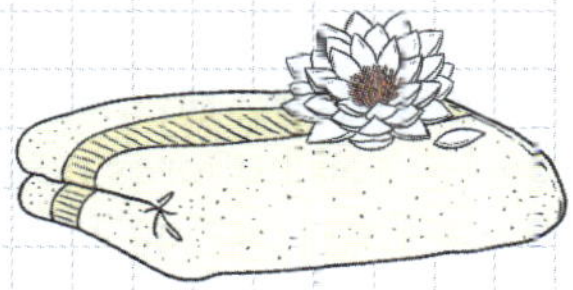

La sudation est un procédé très courant en ayurveda. Il s'agit tout simplement de transpirer. Pourquoi ? Transpirer permet d'ouvrir les pores, de relancer la circulation sanguine et surtout d'aider à l'évacuation des toxines. L'ayurveda pratique la sudation par des sources de chaleur directe (sauna, hammam, bain, inhalation…) ou indirectes (exercices physiques, vêtements, alimentation chauffante…). Avec le massage, la sudation fait partie des techniques préparatoires au traitement de fond ayurvédique, qui vise à rééquilibrer l'ensemble de l'organisme. Elle doit être intégrée dans votre routine hebdomadaire.
Faites-vous transpirer 1 ou 2 fois par semaine pour maintenir une circulation sanguine active et un taux de toxines bas. Cela passera par des activités cardio (spécialement pour miss Kapha qui a besoin de bouger) ou des échappées au sauna ou au hammam.

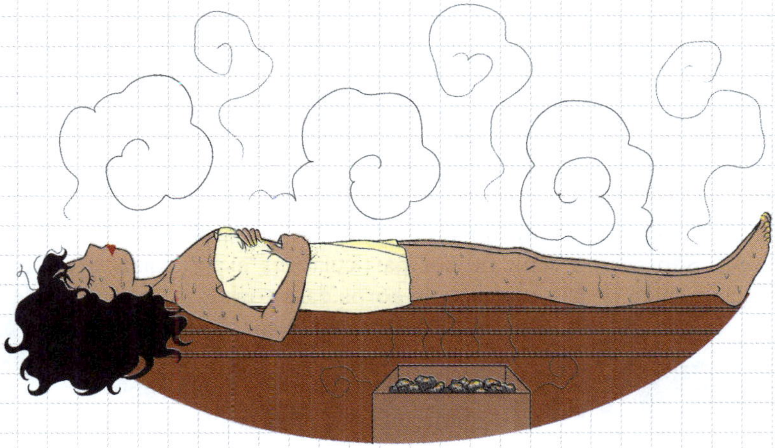

Ma box phyto ayurvédique

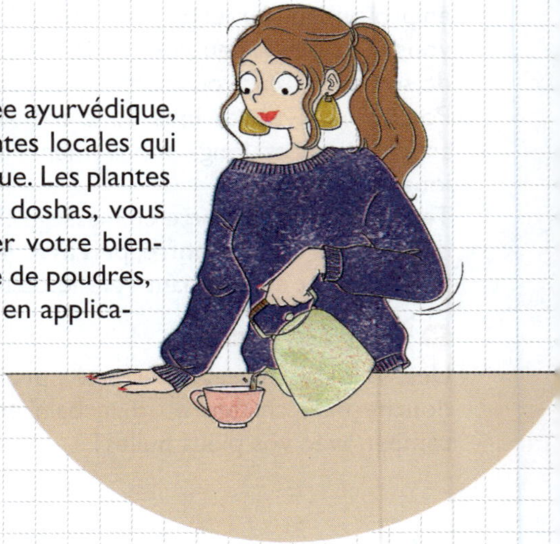

Il existe de très nombreuses plantes dans la pharmacopée ayurvédique, plusieurs milliers ! Et c'est sans compter toutes les plantes locales qui peuvent être aussi utilisées avec une approche ayurvédique. Les plantes sont traditionnellement employées pour équilibrer vos doshas, vous soutenir dans des périodes de changement et restaurer votre bien-être. Elles peuvent être prises par voie orale, sous forme de poudres, de pilules, de thés, de décoctions, ou par voie externe, en application de savons, huiles, pâtes et onguents.
Ici, on va s'intéresser aux 7 plantes et remèdes ayurvédiques incontournables que vous allez être invitée à utiliser dans ce cahier.

Top 7 des plantes ayurvédiques

Le triphala : le super régénérant du ventre !

Le triphala est un mélange de trois fruits indiens séchés en poudre : amalaki, haritaki et b bhitaki – trois poudres pour les trois doshas. Ce mix est donc généralement équilibrant pour les trois. Qu'est-ce qu'il a de spécial ? Il maintient une élimination régulière, détoxifie, permet une digestion et une assimilation optimales. C'est surtout un régénérant pour tous les tissus. Non seulement il nettoie en interne, mais il régénère aussi la flore intestinale. En plus, c'est un antioxydant super puissant ! Point négatif : ce n'est pas très bon… Mais ça marche ! Préparez-le en version expresso pour l'avaler plus facilement : 1 c. à c. et un fond d'eau chaude et hop, avalez d'un trait !

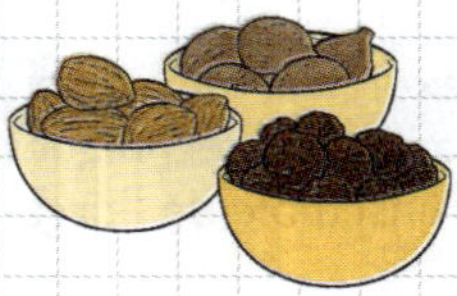

Le chyawanprash : le booster d'énergie !

C'est une préparation ayurvédique ancienne sous forme de pâte, faite à partir d'amalaki, un fruit indien connu pour sa richesse spectaculaire en vitamine C et en antioxydants. Elle contient aussi plus d'une trentaine de plantes, du ghee, du miel et du sésame. Ses bénéfices : elle augmente l'immunité, régénère tous les tissus, donne force et vitalité, soutient le développement musculaire, supporte les systèmes respiratoire et cardiaque, booste l'agni et l'élimination, est anti-âge… À commander sur Internet, de préférence bio.

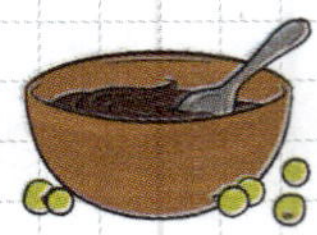

L'ashwagandha : la plante magique multi-usage !

L'ashwagandha (*Withania somnifera*), ou ginseng indien, est la plante ayurvédique la plus utilisée en Occident. Son succès vient de ses particularités extraordinaires. C'est une plante adaptogène, ce qui signifie qu'elle supporte le corps dans tous les domaines : elle a une action antistress aussi bien physiologique que mentale, une action calmante pour le système nerveux, stimulante pour l'immunité, fortifiante pour les systèmes reproductif, osseux et musculaire, sédative pour calmer les

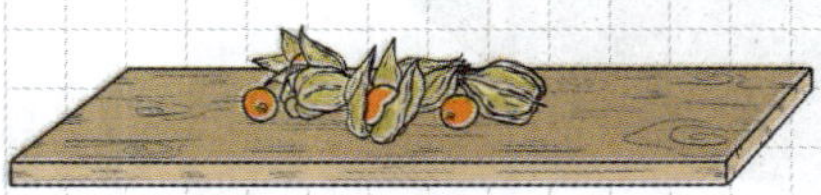

insomniaques stressées… Bref, c'est la plante à avoir. En plus, son goût et sa consistance sont vraiment délicieux en lait ou en smoothie.

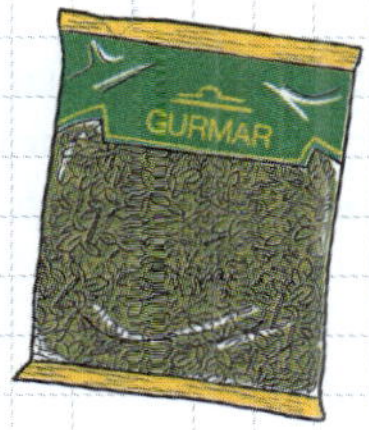

Le gurmar : l'anti-gourmandise !

Cette plante est connue depuis des lustres en médecine ayurvédique pour son action antidiabétique. Elle diminue les niveaux de sucre dans le sang. Cette action hypoglycémiante lui confère une autre habilité très intéressante. En effet, le gymnema sylvestre possède l'étonnante faculté de modifier la sensation du goût sucré. Et moins de goût sucré = moins d'appétit ! L'agent actif contenu dans les feuilles de cette plante entre en compétition avec le sucre au niveau des récepteurs du goût dans la bouche. Cela calme donc pour un temps les fringales. En plus, il réduit aussi le sucre absorbé de la nourriture dans vos intestins. Un bon allié, non ?

Le trikatu : le joker digestion et détox !

Le trikatu, qui signifie « trois épices » en sanskrit, est un mélange de gingembre, poivre noir et poivre long. Son côté très chauffant le rend particulièrement efficace pour activer le feu digestif. Le gingembre favorise l'expulsion des gaz et soutient la digestion de la nourriture grasse et lourde. De surcroît, le trikatu favorise l'assimilation ! Le poivre long contient de la pipérine, qui aide les nutriments à franchir la paroi intestinale pour être ainsi mieux assimilés par l'organisme. Le poivre long stimule aussi la production de bile par le foie pour faciliter l'évacuation des toxines, ce qui lui confère également des actions détox et minceur ! Prenez-le avant les repas pour booster votre agni ou après pour soutenir la digestion et éliminer les toxines.

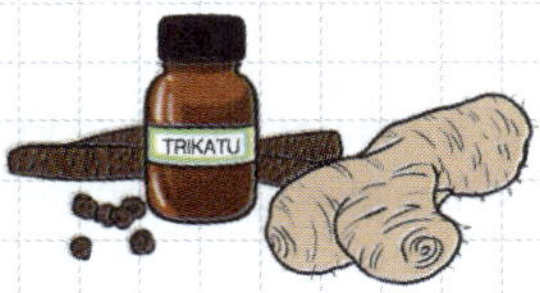

Le tulsi : le décongestionnant

Le tulsi (*Ocimum sanctum*), ou basilic sacré, fait partie des plantes sacrées en Inde. Il est tridoshique mais a une affinité particulière avec Kapha. C'est un très bon allié pour prévenir et traiter les maux de l'hiver, les problèmes respiratoires, pulmonaires, les infections et les fièvres ; il booste le système immunitaire. C'est aussi une plante très efficace au niveau spirituel, qui réduit le stress (en régulant le cortisol) et ouvre le cœur vers plus d'amour, de foi et de compassion. Une très bonne tisane donc pour accompagner votre méditation.

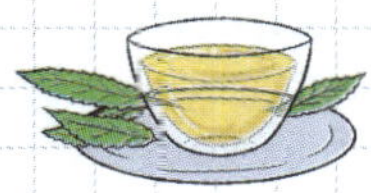

L'aloe vera : l'anti-inflammatoire

L'aloe vera est utilisé depuis des millénaires dans la plupart des médecines qui lui octroient de nombreuses propriétés curatives. Ses feuilles contiennent un gel constitué à 96 % d'eau et à 4 % de nombreuses vitamines, de calcium, acides aminés et enzymes. En application externe, il est antibactérien et fongicide. Il traite aussi l'acné, les cicatrices, les coups de soleil et les inflammations de la peau avec son action anti-inflammatoire. En interne, il a une action détoxifiante importante. Il favorise la libération de bile pour aider à purger les toxines du sang. Son action refroidissante en fait un allié incontournable pour lutter contre les inflammations du système digestif, pour traiter l'hyper-acidité, les ulcères ou les colites. Enfin, c'est un régénérant pour tous les tissus ! D'où son nom « kumari »

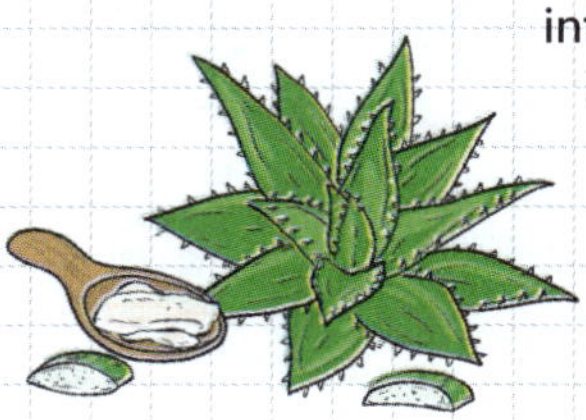

en Inde, signifiant « jeune fille ». Le gel ou le jus d'aloe vera peut se trouver dans la majorité des magasins bio. Il faut privilégier les produits totalement naturels, sans conservateurs. Le gel est plus efficace que le jus.

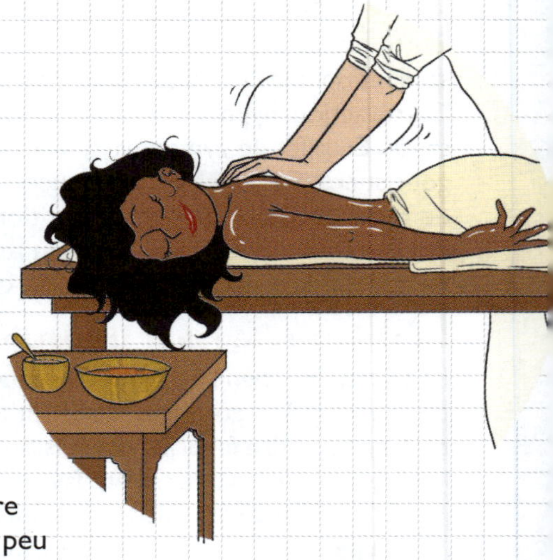

La marmathérapie

Trouver le bon lifetsyle pour vous, c'est trouver les gestes au quotidien qui vont vous faire du bien et contribuer à votre bien-être. La marmathérapie est un soin énergétique que vous pouvez intégrer dans votre routine pour vous chouchouter, vous donner de l'énergie et gérer vos émotions !

En mode acupression !

Bien que la marmathérapie soit plus ancienne encore que l'acupuncture chinoise et l'ait influencée, elle reste peu connue. C'est une technique qui se fonde sur la circulation du Prana, le souffle de vie, dans les corps (physique, subtil et éthérique). L'ayurveda estime que le corps est semblable à un immense réseau de lignes interconnectées (les méridiens en acupuncture) où circule le Prana. Les points marmas seraient alors des interrupteurs, par lesquels on peut supprimer des blocages, améliorer la circulation de l'énergie et faire ressurgir des sources d'énergie enfouies. En général, quand l'énergie y est bloquée (trauma physique ou émotionnel, toxines, émotions négatives…), ces points deviennent sensibles dans le corps. Il existe 107 marmas, considérés comme des carrefours d'accès entre le corps, l'esprit et l'âme, qui se situent à des points de jonction des tissus (nerfs, artères, veines, organes, muscles…).

L'objectif ? Influencer directement le flux d'énergie pour le redistribuer et restaurer à la fois la santé physique et la clarté mentale et émotionnelle. Bref, offrez-vous des petites séquences d'acupression pour vous faire du bien sur tous les plans !

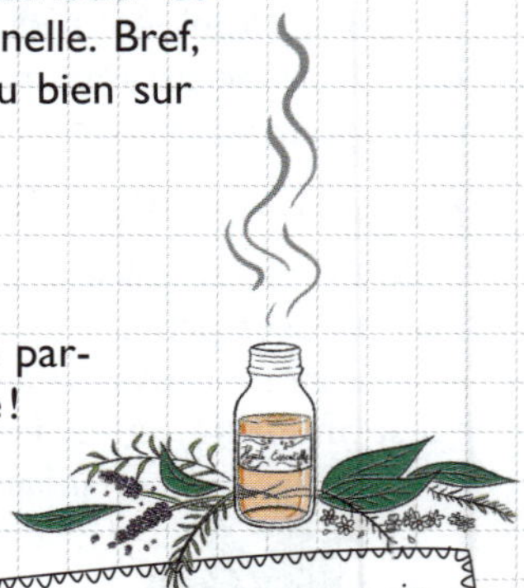

Comment je fais ?

Selon votre objectif, choisissez un marma (point d'acupression) en particulier ou une séquence à masser tous les jours. C'est très simple ! Il suffit de masser les marmas avec de l'huile pendant 5 minutes chacun, dans un mouvement circulaire dans le sens des aiguilles d'une montre. Utilisez le pouce, l'index ou le majeur. Selon les points, vous devez masser plus ou moins en profondeur. Dans tous les cas, commencez doucement, puis augmentez peu à peu la pression.

Personnalisez votre séance et amplifiez-en les effets en ajoutant quelques gouttes d'huiles essentielles suivant les marmas ! Choisissez-les en fonction de leurs actions, mais surtout de leur odeur ! L'ayurveda favorise toujours une reconnexion à votre intuition. Aussi, quand vous hésitez, fiez-vous à votre odorat !

Ma séquence marma minceur

Trois points clés pour aider la fonte des graisses, à masser 5 minutes chacun avec de l'huile de sésame tiédie au bain-marie.

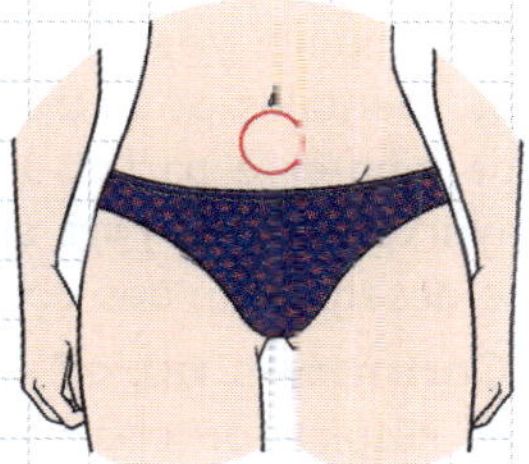

Basti marma

- C'est où ? Au-dessus du vagin et de l'utérus.
- Pour quoi ? Soutenir la perte de poids en activant le système adipeux.
- Comment je fais ? Massez-vous avec des mouvements circulaires larges et doux. Pour maximiser les effets, ajoutez 2 ou 3 gouttes d'huile essentielle de cardamome, cannelle ou basilic sacré, toutes trois chauffantes et très activatrices.

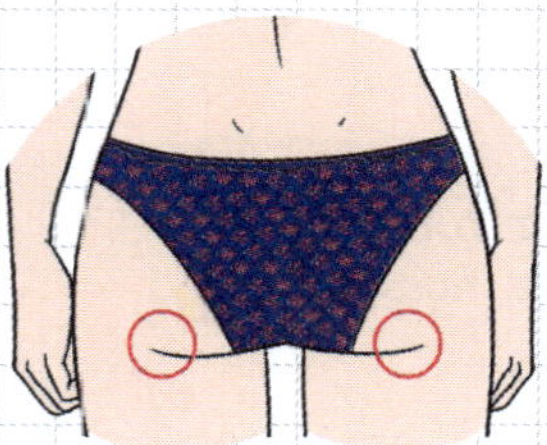

Katikataruna marma

- C'est où ? Il y en a deux symétriques sur vos fesses, au niveau de la tête du fémur.
- Pour quoi ? Transpirer et donc mieux éliminer ! De plus, ces points calment les anxiétés qui peuvent pousser à trop manger.
- Comment je fais ? Massez-vous avec des mouvements circulaires rapides et profonds. Pour maximiser les effets, ajoutez 2 ou 3 gouttes d'huile essentielle de camphre, sauge ou menthe poivrée, toutes trois très chauffantes, aux actions énergisantes et pénétrantes qui aident à bouger le Kapha.

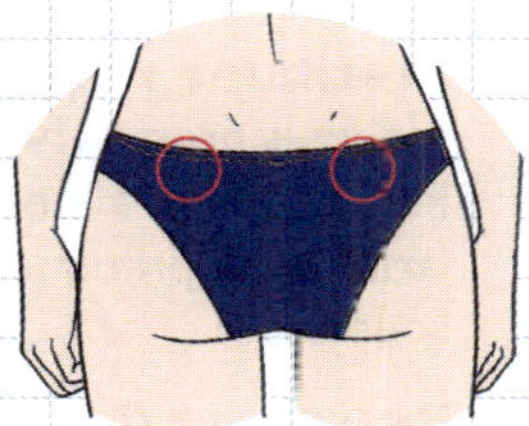

Nitamba marma

- C'est où ? Deux points symétriques sur vos fesses, un doigt au-dessus de l'épine iliaque postéro-supérieure.
- Pour quoi ? Relancer le système lymphatique stagnant, activer le système adipeux pour l'aider à évacuer l'excès de graisses et soutenir l'élimination.
- Comment je fais ? Massez-vous avec des mouvements circulaires rapides et profonds. Pour maximiser les effets, ajoutez 2 ou 3 gouttes d'huile essentielle de camphre, cardamome ou gaulthérie, aux actions chauffantes, énergisantes et activatrices pour la circulation.

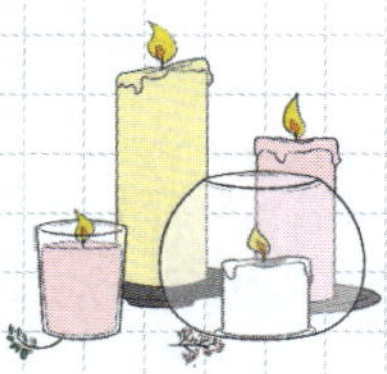

Le yoga

Dans la continuité du travail sur votre lifestyle, le yoga est un outil indispensable. Il est multi-usage et agit autant sur le corps que sur le mental, et même, quand on est très avancée, l'âme !

Namasté !

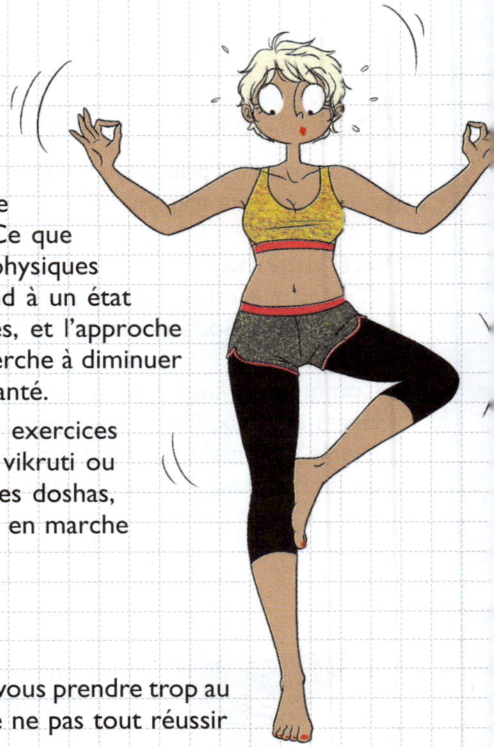

Avouez, vous adorez ça ! Pour simplifier, yoga signifie « union » : du corps, de l'esprit et de l'âme. De ce point de vue, tout peut être yoga si cela est fait en conscience ! Ce que l'on appelle yoga est donc un ensemble de techniques physiques ou mentales pour travailler à cette union, qui correspond à un état de bien-être parfait. Il en existe de nombreuses variantes, et l'approche ayurvédique du yoga en est une à part entière, où l'on cherche à diminuer le déséquilibre des doshas pour retourner à son état de santé.

Comment faire ? On pratiquera des positions et des exercices de respiration classiques du yoga mais choisis selon son vikruti ou les organes visés (car les organes ont des affinités avec les doshas, comme le foie avec Pitta par exemple). Le but : remettre en marche les organes et équilibrer les doshas !

Les règles d'or de la bonne yogini

1. **Pratiquez toujours avec conscience** mais sans vous prendre trop au sérieux. Le yoga est un cheminement, il est normal de ne pas tout réussir du premier coup. Et pratiquez toujours avec plaisir !
2. **Ne fixez pas trop le regard.** L'idée est de contempler, le regard est plutôt interne. Concentrez-vous sur ce qu'il se passe dans votre corps, et vous y serez !
3. **Ne pratiquez pas dans un espace froid.** Si vous avez froid, vous ne parviendrez pas à être totalement présente, votre attention sera détournée. Mais si vous êtes très Pitta, évitez les endroits surchauffés.
4. **Pratiquez régulièrement,** en prévoyant un créneau horaire confortable afin de ne pas vous presser. Ne vous mettez pas de pression. Commencez 2 fois par semaine le matin. Puis, au fur et à mesure que vous en ressentez le besoin, augmentez la fréquence. La régularité de la pratique décuple les effets, et vous fait gagner plus rapidement en forme et en souplesse !
5. **Ressentez dans votre corps, pas dans votre tête !** Il ne s'agit pas de juger ce que la posture parfaite devrait être, mais de voir comment vous vous y sentez. L'idée première est toujours de respirer et de rechercher l'extension par le souffle plutôt que de vouloir réaliser une posture idéalisée.
6. **Pratiquez à 80 % de vos capacités.** La philosophie du yoga veut qu'on ne se brusque pas. Avec la pratique, petit à petit, le corps s'ouvre, s'assouplit, se renforce. Rappelez-vous que le yoga est une technique destinée à vous faire du bien et à vous reconnecter à vous-même, pas une compétition ou un moyen de plus de vous critiquer.

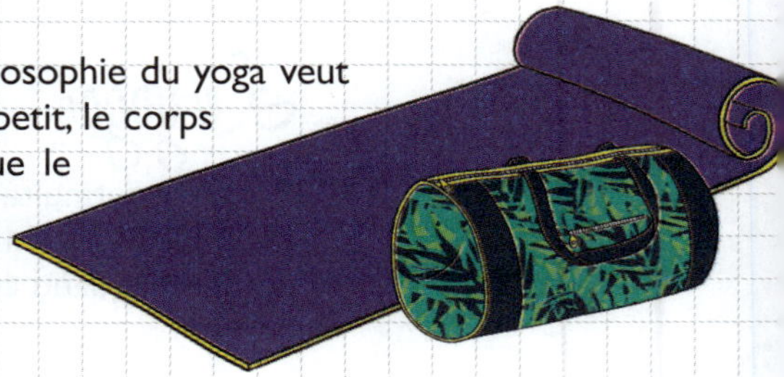

7 **Prêtez attention à votre souffle** et utilisez l'expiration pour relâcher les frustrations, la colère et les tensions. Le souffle, en ayurveda, c'est le Prana, l'énergie de vie. Il faut donc le visualiser aller et venir dans votre corps et vous en servir pour vous mouvoir dans vos postures. Respirez par le nez et engagez le périnée dans la respiration.

8 **Veillez à la position de vos côtes.** Si votre périnée est bien engagé, ces dernières doivent être légèrement écartées pour aider le diaphragme à descendre durant l'inspiration, et doivent légèrement se compresser lors de l'expiration pour aider le diaphragme à remonter, permettant au ventre de rentrer.

9 **Prenez le temps de pratiquer la posture de savasana** (posture de relaxation, allongée au sol) pendant 5 à 10 minutes à la fin de la séance. C'est un temps nécessaire de relaxation et d'intégration après votre séance. Ne l'interrompez pas, sous peine de ne pas recevoir tous les bénéfices de votre séance. Même si vous êtes pressée !

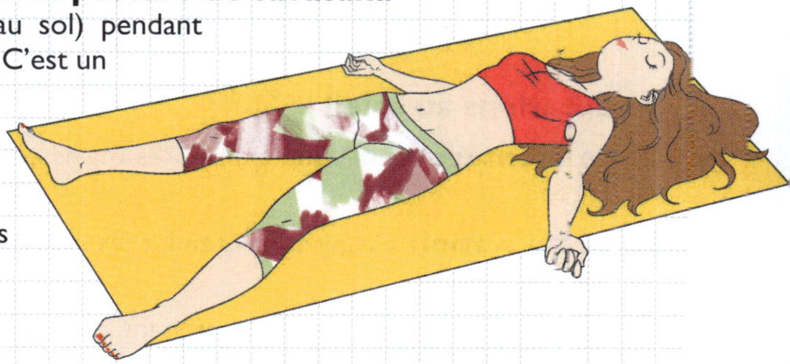

Mon yoga anti-Vata

Le yoga pour miss Vata va être lent, ancrant, chauffant et calmant. Bref, les qualités opposées à Vata ! Cela passe par des postures enchaînées de façon plus lente, mais surtout qui vont travailler les sites principaux de Vata. Donc des postures d'équilibre, debout et assis, d'engagement des jambes, de compression abdominale, d'ouverture du torse et des exercices de respiration et de méditation. Découvrez votre programme personnalisé complet !

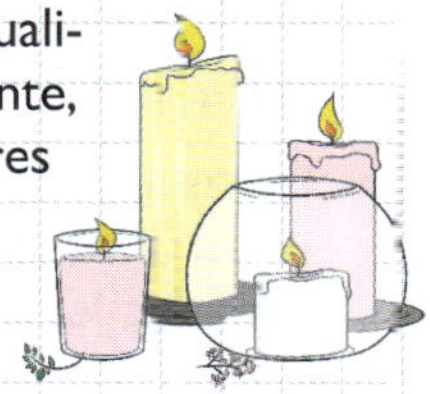

Ma respiration chouchou : la respiration alternée

La respiration alternée (nadi shodhana) est une respiration de base qui sert à purifier et à équilibrer les énergies. Elle consiste à respirer alternativement par l'une ou l'autre narine. Cette respiration est très efficace pour calmer Vata et équilibrer le système nerveux. Elle est un atout indispensable pour les insomniaques qui aspirent à dormir, et pour les hypertendues qui souhaitent relâcher leur stress.

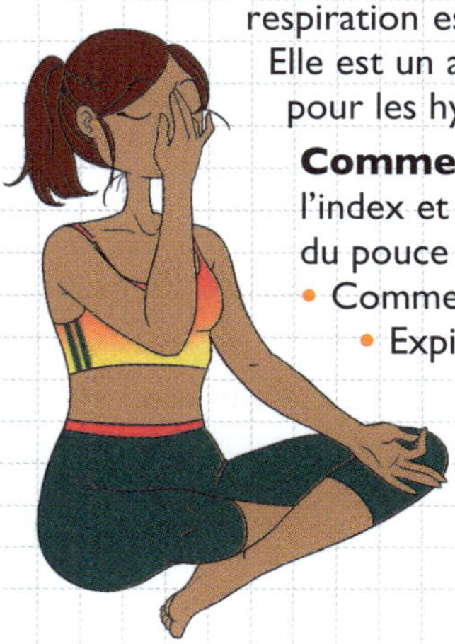

Comment je fais ? Assise en tailleur, le dos droit et les yeux fermés. Placez l'index et le majeur de votre main droite entre vos sourcils. En vous servant du pouce et de l'annulaire, vous boucherez alternativement vos narines.

- Commencez l'exercice en inspirant par les deux narines.
- Expirez à gauche, en bouchant la narine droite.
- Puis inspirez à gauche sur 4 temps, narine droite toujours bouchée.
- Expirez à droite, sur 8 temps, en bouchant cette fois la narine gauche.

AYURVEDA LIFESTYLE & PHYTO

- Inspirez à droite, narine gauche bouchée, sur 4 temps.
- Expirez à gauche, en bouchant cette fois-ci la narine droite.
- Continuez ainsi pendant minimum 5 minutes les yeux fermés, en maintenant votre attention sur un point situé entre les sourcils. Si le rythme indiqué ne vous convient pas, changez. L'idée est d'expirer plus longuement que vous n'inspirez.

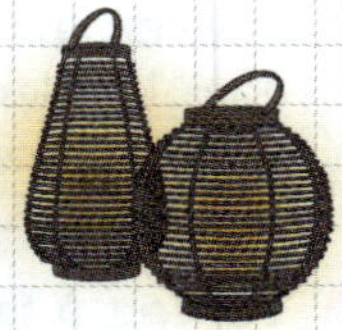

Ma séquence yoga chouchou

Dans cette séquence (20 min), tenez les postures pendant 5 respirations. Faites l'enchaînement à droite, puis à gauche.

- **5 salutations au soleil.**

1. **La montagne :** debout, expirez les mains en prière, bien droite, colonne vertébrale étirée.
2. **La salutation :** inspirez et étendez les mains en l'air en cambrant légèrement le dos, périnée engagé.
3. **La cigogne :** expirez en vous baissant pour poser les mains au sol, la colonne droite et les jambes légèrement pliées.
4. **La fente basse :** inspirez, le pied gauche fait un pas en arrière. Posez le genou et étendez le dos. Restez un peu en poursuivant l'inspiration.
5. **Les 8 points au sol :** expirez en ramenant la seconde jambe en arrière. Vous vous retrouvez en planche, mais bras repliés en pompe, mains, doigts de pieds et genoux au sol, les fesses légèrement en l'air, le périnée engagé et la tête droite, surélevée.
6. **Le cobra :** inspirez en levant le buste et en ouvrant la poitrine à la force des muscles du dos, sans appuyer sur les mains, les pieds poussent dans le sol, les fesses actives.
7. **Le chien tête en bas :** expirez en remontant les fesses pour former un triangle, dos plat, étiré.
8. **La fente :** inspirez et faites un pas pour placer le pied droit entre vos mains et revenir en fente.
9. **Position de la cigogne :** expirez, ramenez la jambe gauche à côté de la droite, les mains au sol en allongeant la colonne.
10. **La salutation :** inspirez, redressez-vous en déroulant vertèbre par vertèbre, les mains remontent sur le côté, puis cambrez légèrement.

1 **La montagne :** expirez puis revenez en position de départ, les mains en prière.

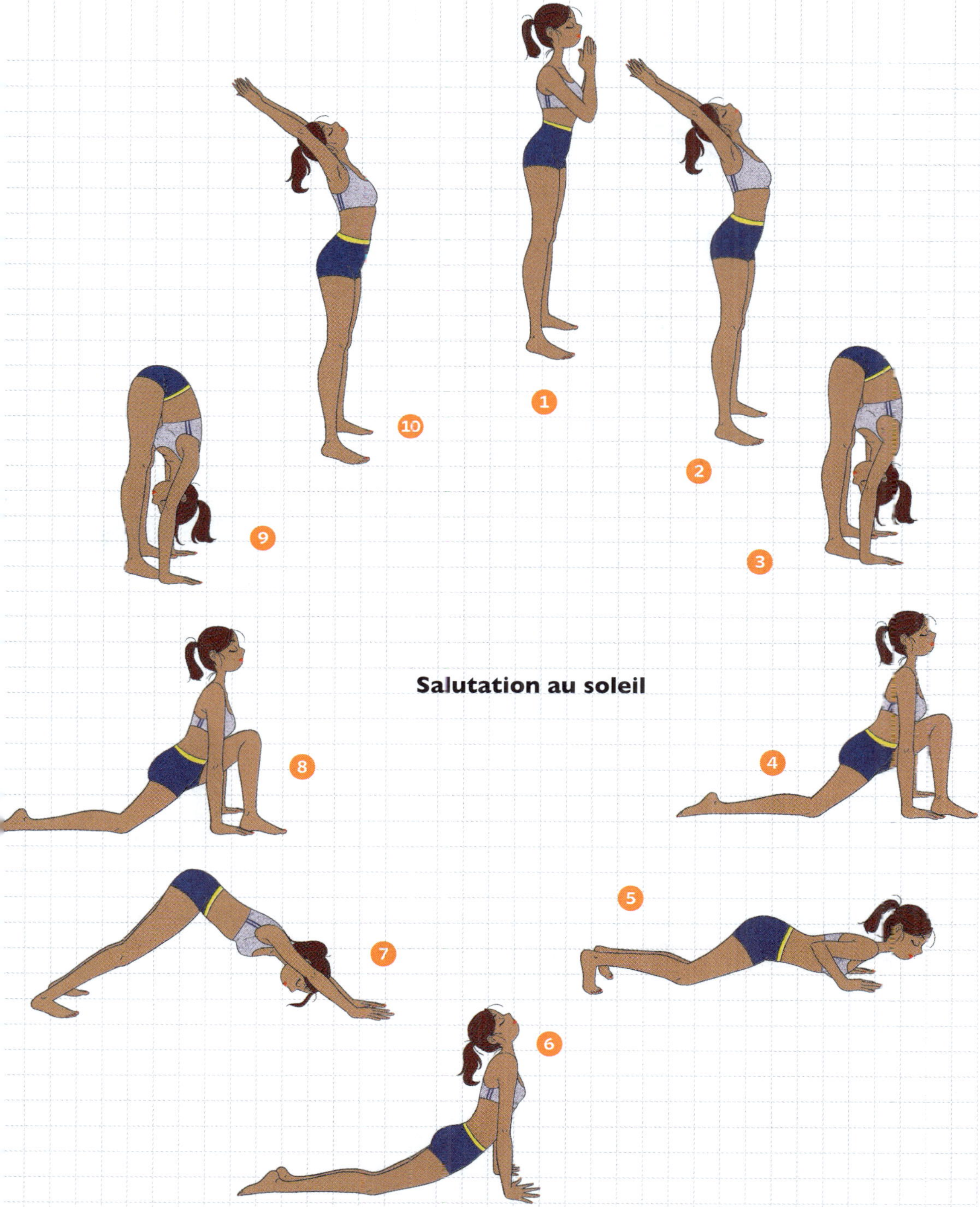

Salutation au soleil

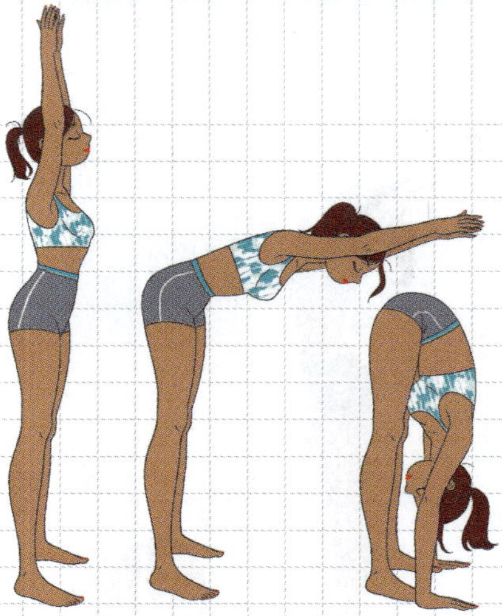

• **La cigogne :** les jambes légèrement fléchies, à l'inspire, allongez la colonne, à l'expire, rapprochez votre tête de vos tibias. Sans forcer !

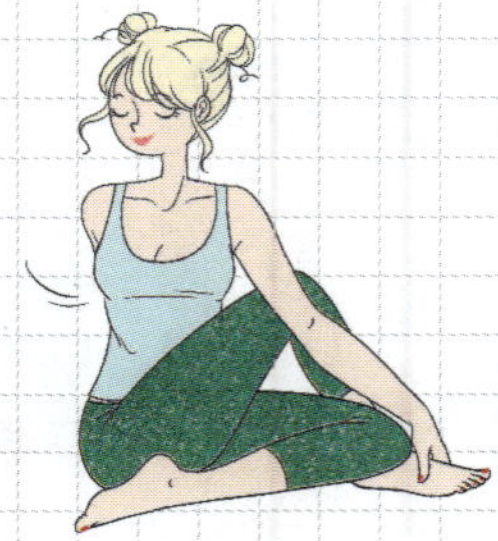

• **La demi-torsion assise :** asseyez-vous au sol, placez le pied droit de l'autre côté de votre cuisse gauche. À l'inspire, allongez la colonne, à l'expire, tournez votre buste vers la gauche en appuyant votre coude droit à l'intérieur du genou droit pour vous aider. Revenez.

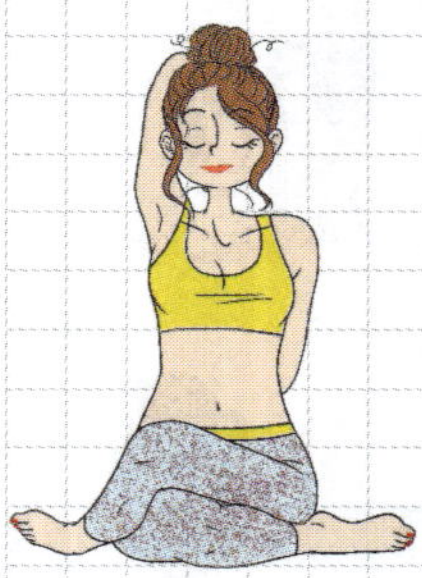

• **La tête de vache :** repliez la jambe gauche de l'autre côté de la cuisse droite. Joignez les mains dans le dos, une par-dessus l'épaule, l'autre par-dessous, et essayez de garder les fesses au sol en vous penchant en avant. Allez-y doucement !

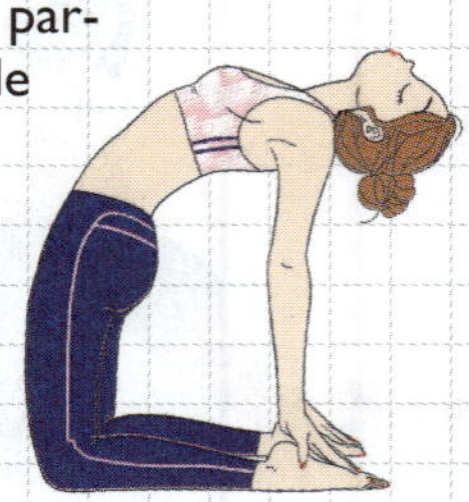

• **Le chameau :** mettez-vous sur les genoux, les fessiers engagés et les pieds qui pressent le sol, engagez les abdos (pour protéger le dos) et basculez le dos en arrière pour poser les mains sur vos plantes de pieds.

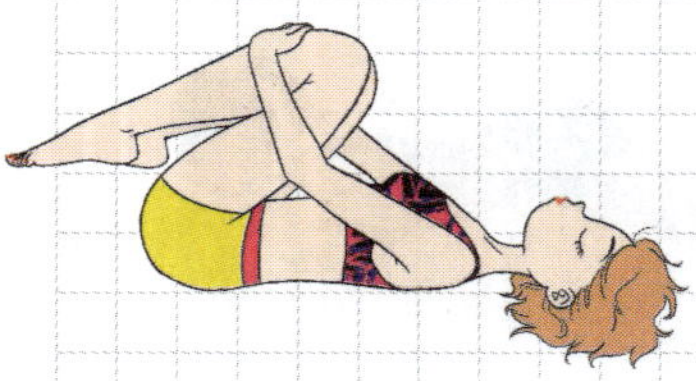

• **La posture de libération des vents :** mettez vous sur le dos, allongée au sol, appuyez vos jambes repliées sur l'abdomen. Votre coccyx et le bas de votre dos doivent être appuyés contre le sol. Respirez par le ventre.

Mon yoga anti-Pitta

L'approche ayurvédique du yoga pour Pitta va favoriser les qualités ancrantes, refroidissantes, lourdes et calmantes. Bref, les qualités opposées à Pitta ! Cela passe par des postures enchaînées de façon plus lente et décontractée (sans trop se prendre au sérieux), mais surtout qui vont travailler les sites principaux de Pitta. Donc des postures d'étirement des côtés, debout et assis, d'engagement du centre, d'ouverture du torse, des torsions et des exercices de respiration et de méditation. Découvrez votre programme personnalisé complet !

Ma respiration chouchou : la respiration rafraîchissante

C'est quoi? Cette pratique est magique pour rafraîchir le corps en cas de stress, d'hyper-tension, d'hyper-acidité, d'ulcères, d'inflammations, mais aussi d'émotions fortes (colère, rancœur, critique…). Elle aide à baisser la température corporelle (donc parfaite pour Pitta!), contribue à la circulation de l'énergie dans le corps et calme le système nerveux.

Comment faire? Asseyez-vous en tailleur ou en position zen. Positionnez votre langue en U en la sortant. Inspirez par le petit tube formé par la langue, tranquillement, en emmenant le souffle vers le bas du ventre. Puis rentrez votre langue et faites une pause de quelques secondes avant d'expirer en collant votre langue sur la partie souple de votre palais. Puis expirez par le nez lentement. Répétez cela 10 à 15 fois.

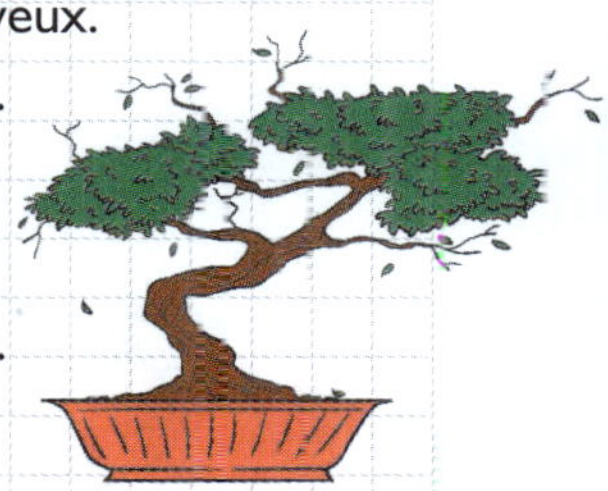

Ma séquence yoga chouchou

Dans cette séquence (20 min), tenez les postures pendant 6 respirations. Faites l'enchaînement à droite, puis à gauche. Pratiquez face au Nord!

- **5 salutations à la lune.**

1. **La salutation :** inspirez les mains en l'air en cambrant légèrement mais en restant gainée.
2. **Position de la cigogne :** expirez en vous baissant, posez les mains au sol, la colonne droite et les jambes légèrement pliées.
3. **Le squat :** inspirez, pliez les genoux et descendez en levant les bras, fesses en arrière, jusqu'à vous asseoir sur vos chevilles (les talons se surélèvent).
4. **La fente basse :** expirez, la jambe droite fait un pas en arrière, le genou arrière se pose au sol, les mains restent au sol. Regardez vers l'avant en vous grandissant.
5. **La fente haute :** inspirez, les bras montent en l'air, parallèles, le regard se lève.
6. **La lune ascendante :** expirez, ramenez la jambe gauche avec la droite pour arriver sur vos genoux, puis inspirez en vous grandissant vers le haut et en vous étirant vers l'arrière les mains en l'air, les fesses levées et les quadriceps bien actifs.
7. **L'enfant :** expirez en vous asseyant sur vos talons et en déposant le buste sur les genoux.
8. **Le cobra :** inspirez, glissez vers l'avant pour arriver allongée sur le ventre, buste relevé par la force des muscles du dos.
9. **L'enfant :** expirez, vous repliez sur vous-même pour retourner en position de l'enfant.
10. **Lune ascendante :** inspirez, redressez-vous sur vos genoux, les mains en l'air, les fessiers et le périnée actifs et cambrez légèrement.
11. **La fente basse :** expirez, ramenez le pied doit devant pour vous retrouver en position de fente.
12. **La fente haute :** inspirez en élevant les mains en l'air, cambrez légèrement pour ouvrir la poitrine, le périnée engagé, et regardez vos mains.
13. **Le squat :** expirez, ramenez la jambe gauche à côté de la droite pour retourner en position de squat sur vos pieds.
14. **Demi flexion avant debout :** inspirez tendez vos jambes, allongez votre colonne en plaçant les mains au sol ou sur vos tibias, dos plat.

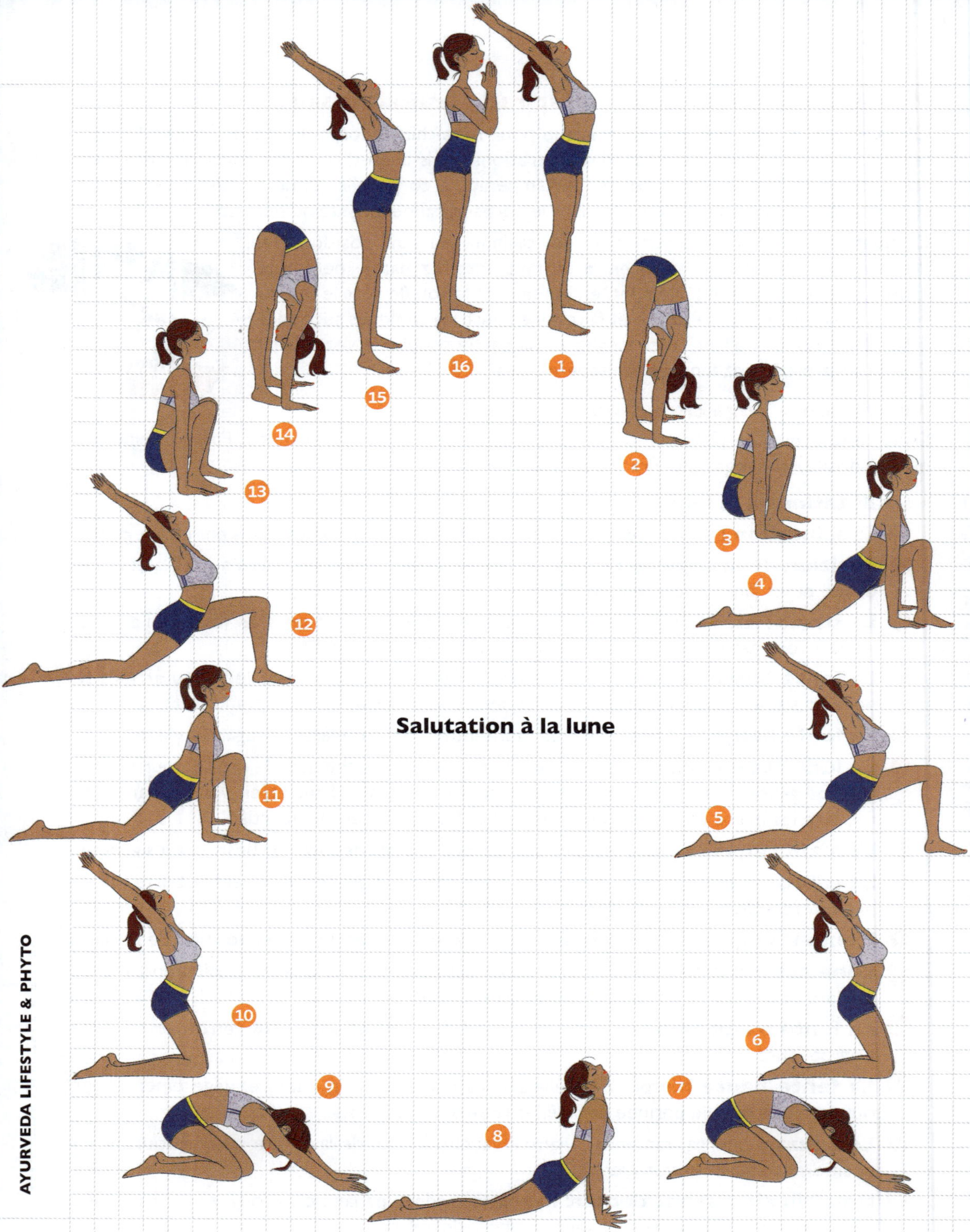

Salutation à la lune

Expirez, les mains au sol, la colonne s'étend et le buste se rapproche des jambes.

15 **La salutation :** inspirez, redressez-vous en déroulant vertèbre par vertèbre, les mains remontent sur le côté puis cambrez légèrement en ouvrant la poitrine.

16 Expirez puis revenez en position de départ, les mains en prière.

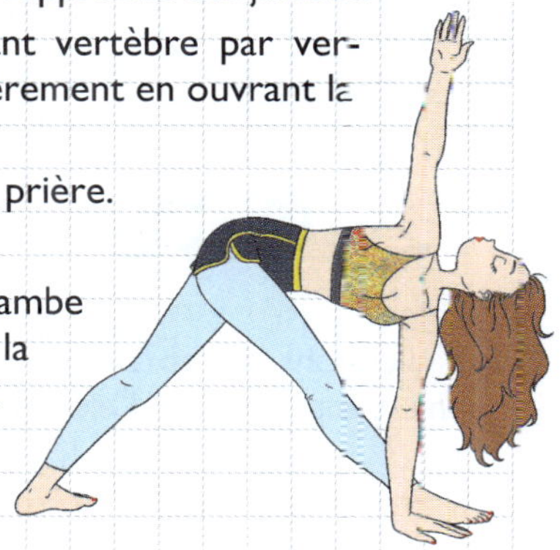

- **Le triangle inversé :** faites un pas en avant avec la jambe droite, pied arrière à 45°. Penchez le buste pour poser la main gauche à l'extérieur de votre pied. Inspirez, allongez la colonne, expirez, tournez le buste à droite, vers le ciel. Allongez la colonne, expirez, tournez le buste vers le ciel. Revenez.

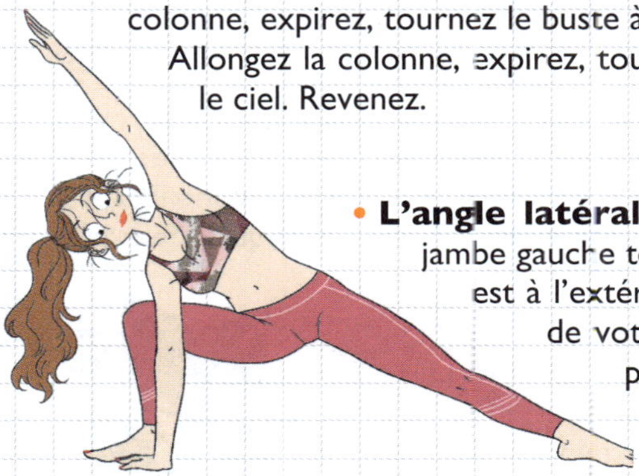

- **L'angle latéral :** pieds écartés, votre genoux droit plié et votre jambe gauche tournée vers l'intérieur et tendue. Votre main droite est à l'extérieur du pied droit. Vous incarnez une ligne parfaite de votre jambe arrière à votre bras tendu vers le ciel, la poitrine ouverte et la colonne étirée.

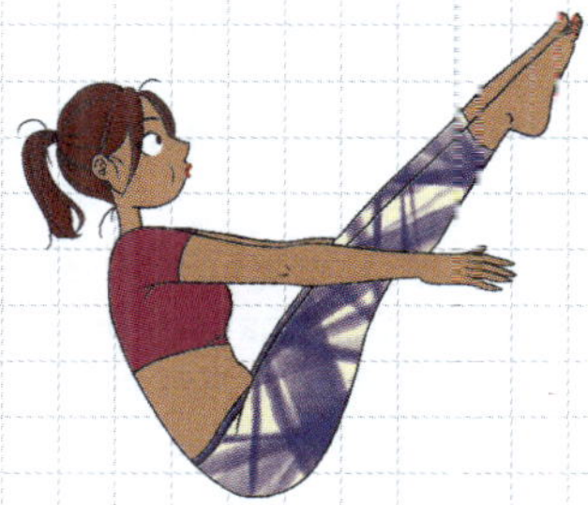

- **Le bateau :** asseyez-vous au sol puis levez les jambes, en équilibre sur la pointe des fesses, sangle abdominale engagée. Détendez votre visage !

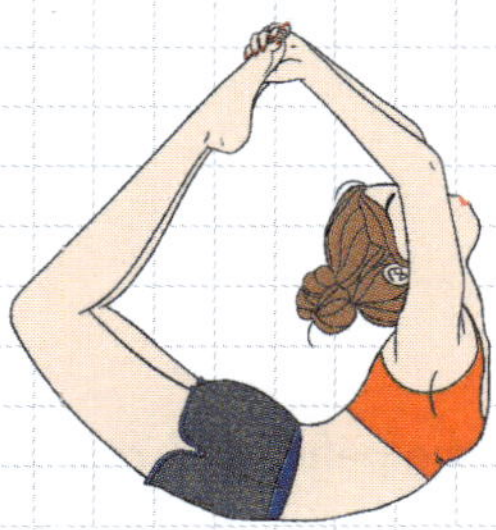

- **L'arc :** allongée à plat ventre, saisissez la partie externe des chevilles avec les mains et, à l'inspiration, pressez sur les pieds pour lever votre buste et ouvrir les épaules. À l'expiration, allongez le coccyx et poussez les jambes vers l'arrière.

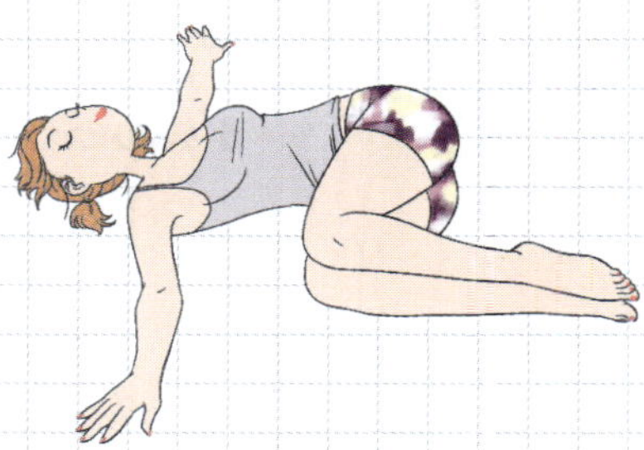

- **La torsion allongée :** allongée sur le dos, jambes pliées, pivotez vos jambes et le bassin sur le côté tout en maintenant le haut du buste à plat. Regardez à l'opposé de vos jambes. Respirez profondément avec le ventre.

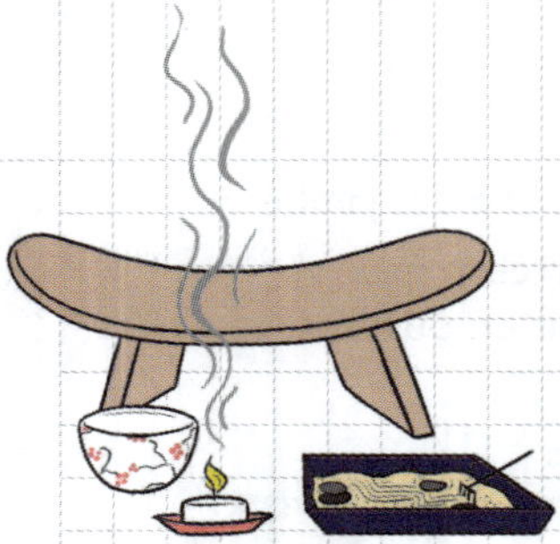

Mon yoga anti-Kapha

Le yoga pour Kapha va favoriser la légèreté, la chaleur, le mouvement et la rapidité. Bref, les qualités opposées à Kapha ! Cela passe par des postures enchaînées de façon plus rapide et intense, mais surtout qui vont travailler les sites principaux de Kapha. Donc des postures plus intenses, debout et assis, d'engagement du centre et des muscles, d'ouverture du torse, des équilibres plus extrêmes, des inversions, des torsions et des exercices de respiration et de méditation. En somme, pour Kapha, c'est la totale ! Découvrez votre programme personnalisé complet !

Ma respiration chouchou : le souffle du crâne qui brille

C'est l'une des 6 techniques de purification yogique. Kapalabhati se pratique grâce à la contraction des muscles abdominaux, pour soulever le diaphragme et expulser l'air. Il purifie les voies respiratoires, oxygène les poumons, tonifie et fortifie les muscles abdominaux (contribuant à réduire la graisse dans cette zone), apporte clarté, élimine les toxines… pratiquez de préférence à jeun ou à distance des repas.

Comment je fais ? Asseyez-vous en tailleur, dos bien droit. Inspirez profondément par le nez, puis expirez en contractant le ventre en pulsations brèves et rapides. Inspirez naturellement et passivement entre deux expirations : l'abdomen se décontracte et laisse pénétrer l'air en douceur.

→ Faites 2 séries de 50 expirations avec une pause de quelques minutes entre les séries. Attention à ne pas hyperventiler, ralentissez ! Vous êtes au point ? Lancez-vous dans des cycles de 2 × 100, 2 × 200, 2 × 300…

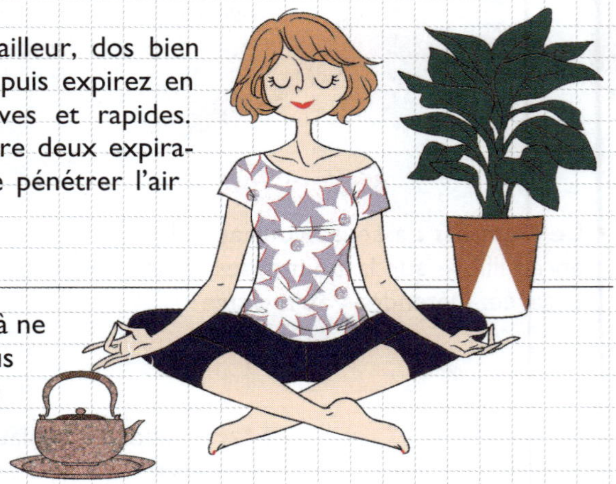

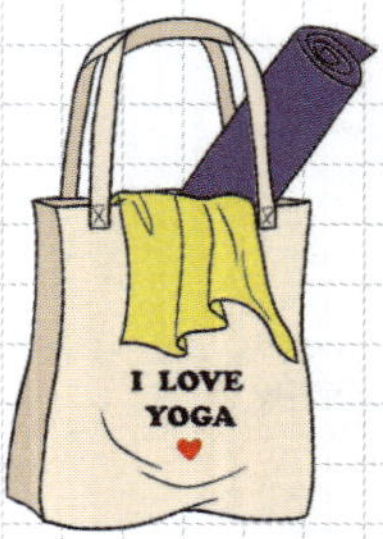

Ma séquence yoga chouchou

Dans cette séquence (20 min), tenez chaque posture pendant 7 respirations. Faites l'enchaînement à droite, puis à gauche.
Votre séquence Kapha à faire en intégralité ou pas.

- **5 salutations au soleil** (voir p. 55).

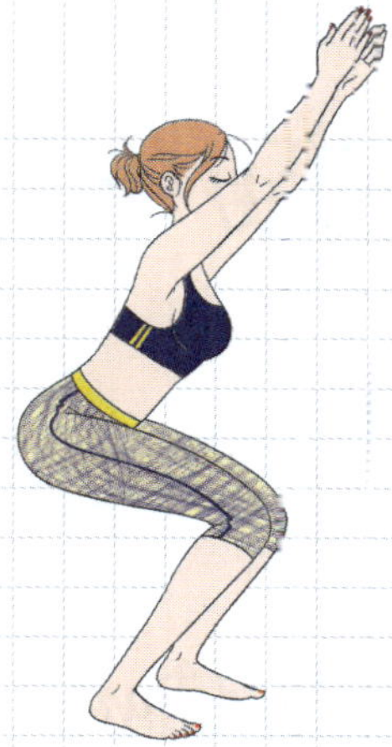

• **La chaise :** vos genoux sont serrés, votre buste droit et vous descendez les fesses comme pour vous asseoir, plus bas à chaque expiration. Relevez-vous.

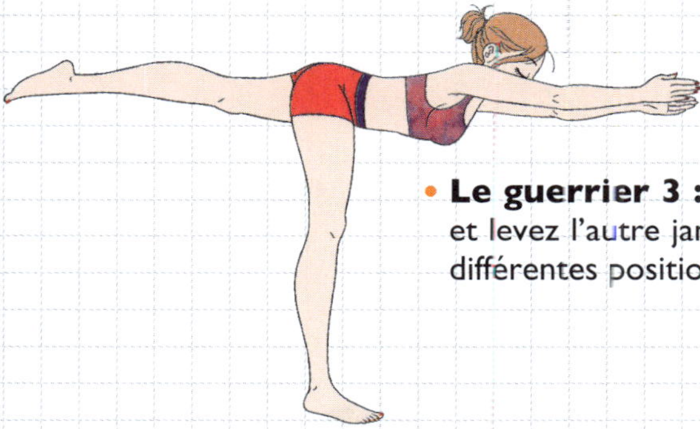

• **Le guerrier 3 :** une jambe au sol, penchez votre buste en avant et levez l'autre jambe jusqu'à être alignée, parallèle au sol. Essayez différentes positions de bras.

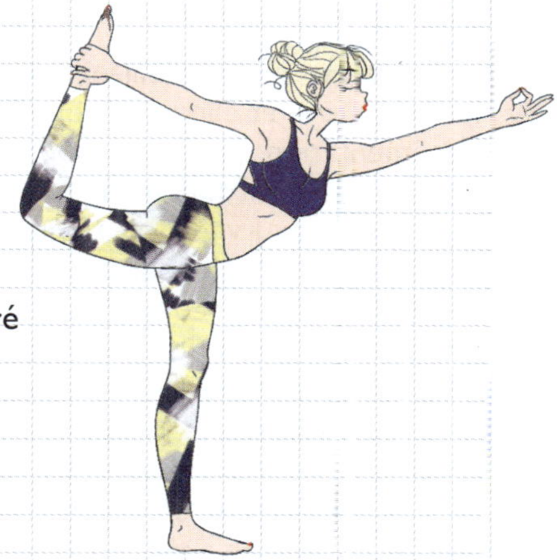

• **Le danseur :** depuis le guerrier 3, saisissez votre jambe en l'air avec une main pour redresser le buste et dessiner un arc. Votre pied à terre est parfaitement ancré (aidez-vous d'un mur au début pour l'équilibre).

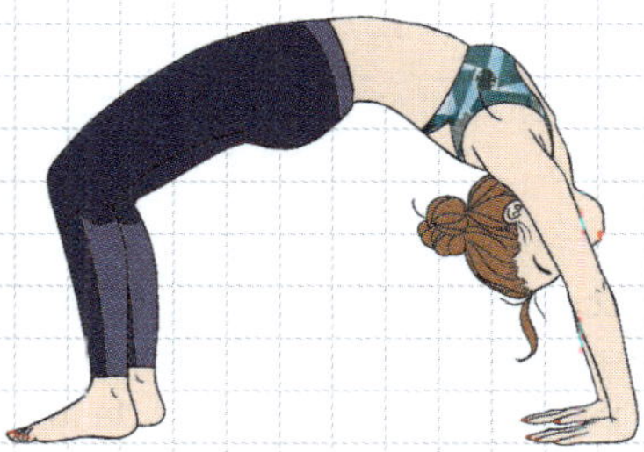

• **Le pont :** joignez vos jambes, puis trouvez votre chemin vers le sol et allongez-vous sur le dos. Soulevez tout votre corps pour former un arc, ancrée au sol par les mains et les pieds. Activez votre centre !

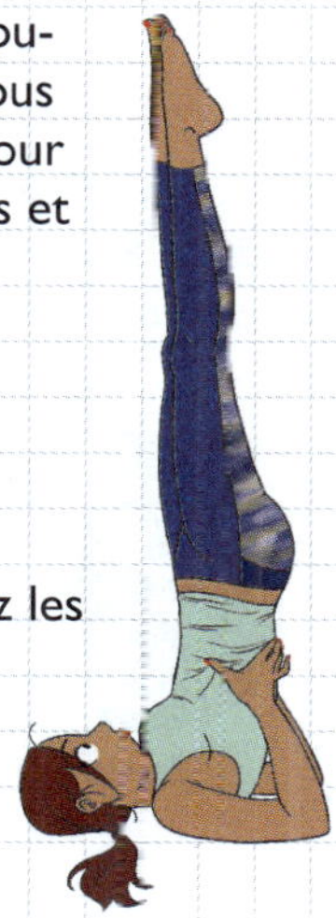

• **La chandelle :** du pont, redéposez le buste et levez les jambes, décollez les lombaires en les soutenant avec vos mains. Alternez flexion et extension des pointes de pieds.

Chapitre 4

Je me détoxe !

Objectif détox !

Baisse de forme, prise de poids, peau terne… Et si vous aviez besoin d'une détox ?

Stop toxines !

Le corps est super intelligent. Tous les jours, il gère des milliards de tâches, trie et élimine de nombreux déchets. Ceux-ci sont dus à l'alimentation (additifs, produits chimiques, nourriture mal digérée), à l'environnement (pollution, produits toxiques) ou au stress. En ayurveda, ces toxines physiques ou mentales correspondent à un déséquilibre des doshas. À la longue, ça met le corps à rude épreuve. Nous avons tous des toxines, c'est normal à un certain degré, à condition que le métabolisme soit suffisamment fort pour les digérer. Mais si on les accumule, cela ralentit le métabolisme, compromettant la santé et le bien-être, causant fatigue, baisse de l'immunité, ralentissement et perturbation du transit, teint grisâtre… Bref, on préfère éviter !

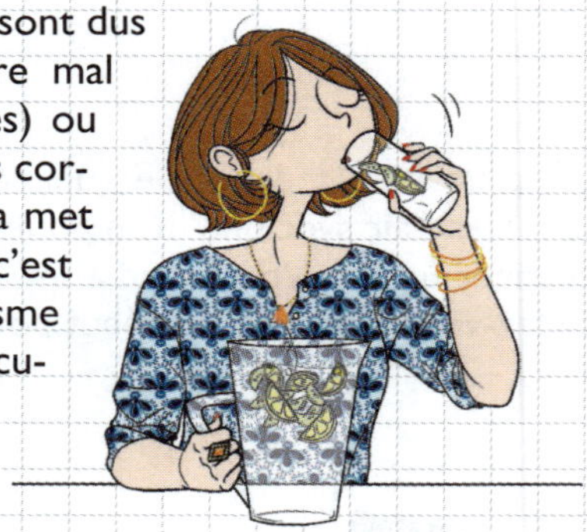

Je fais un break !

L'idée d'une détox ayurvédique est donc de faire un break, d'accorder une pause au système digestif et de le purifier, pour lui permettre d'éliminer toutes ces toxines. Pour cela, on diminue et on simplifie l'apport en nourriture afin que le corps puisse se reposer et se régénérer de lui-même. Le principe est de déloger les toxines et les déséquilibres dans les différents tissus et de les remettre en circulation au moyen de la sudation et des massages, pour pouvoir les éliminer par le système digestif.

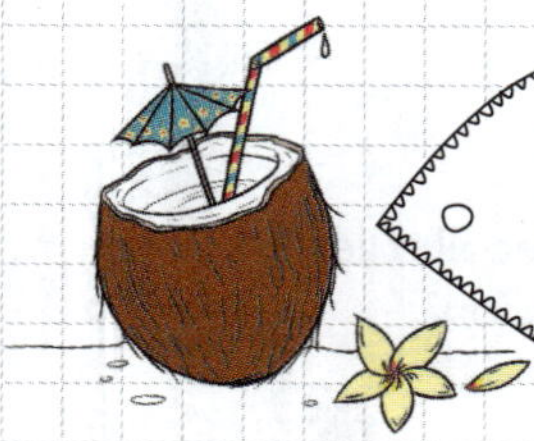

Le système digestif étant à la racine des déséquilibres selon l'ayurveda, le nettoyer grâce à la détox ramène naturellement l'équilibre des doshas dans le corps.

Pas sûre d'avoir besoin d'une détox ayurvédique ?

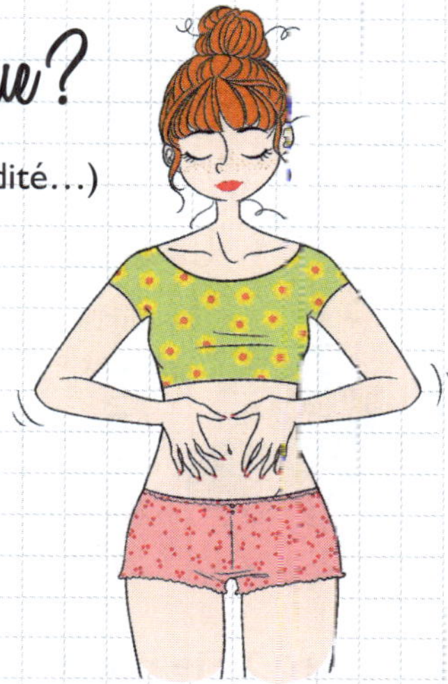

- ❑ J'ai des problèmes digestifs, quels qu'ils soient (crampes, gaz, acidité…)
- ❑ J'ai des problèmes d'élimination (constipation, diarrhée…)
- ❑ J'ai des fringales (sucré, salé, épicé, chocolat !)
- ❑ J'ai une baisse d'énergie
- ❑ Je me sens un peu perdue et j'ai du mal à savoir ce dont j'ai besoin (sommeil, repos, alimentation, sport…)
- ❑ Je me sens anxieuse
- ❑ J'ai du mal à me lever et/ou à dormir
- ❑ J'ai du mal à me concentrer, je me sens dispersée
- ❑ J'ai la tête dans le brouillard et je me sens léthargique

→ Vous ressentez un ou plusieurs de ces symptômes ? Une bonne cure détox va vous faire du bien ! Go !

Qu'est-ce que j'y gagne ?

Je retrouve la paix dans mon esprit et mon système nerveux
En effet, les toxines physiques créent aussi de nombreuses toxines mentales qui polluent votre esprit et se logent dans votre système nerveux.

Je recharge mon énergie et ma vitalité
Si les toxines vous apportent de la fatigue, les enlever vous redonne de l'énergie !

Je retrouve un sommeil réparateur
Une fois les toxines physiques évacuées, le mental s'apaise (car vous vous sentez bien) et le sommeil revient.

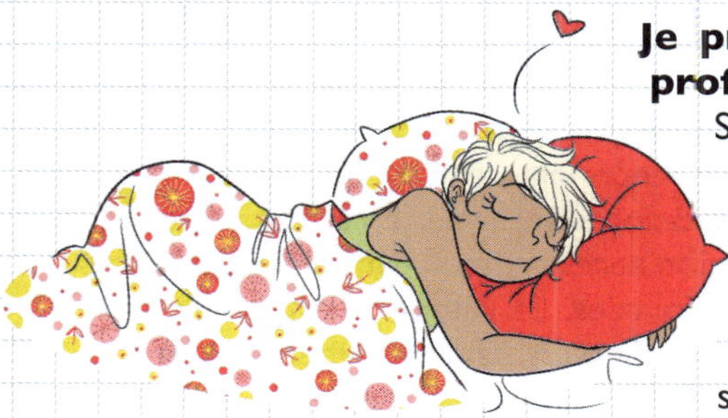

Je prépare mes tissus pour une régénération profonde
Si, pendant la détox, vous soustrayez ce dont vous n'avez pas besoin, après la détox vient le temps de bien vous alimenter, et ainsi de bien nourrir tous vos tissus pour les régénérer et leur donner force et splendeur. Post-cure, votre organisme est sensible et très réceptif. À l'inverse, il peut être facilement affaibli si vous repartez avec de mauvaises habitudes !

Le bon timing

En ayurveda, il est primordial de faire une cure de saison pour améliorer l'énergie, la force et l'immunité. Choisissez donc les intersaisons, le mieux étant le début de l'automne et du printemps. Ce sont des périodes de transition, à l'énergie mobile selon l'ayurveda, si bien qu'elles soutiennent les changements et les processus d'élimination de la détox. Organisez-vous pour faire cela pendant des vacances ou durant un week-end prolongé où vous avez du temps

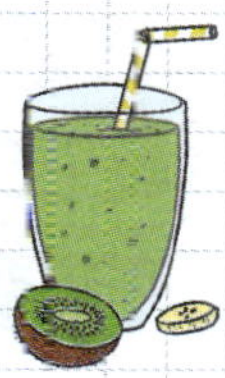

pour vous, voire, mieux, où vous êtes seule. Évitez surtout de combiner une cure détox avec votre travail ou des vacances sportives : comme on l'a dit, la détox est un vrai break ! On se repose !

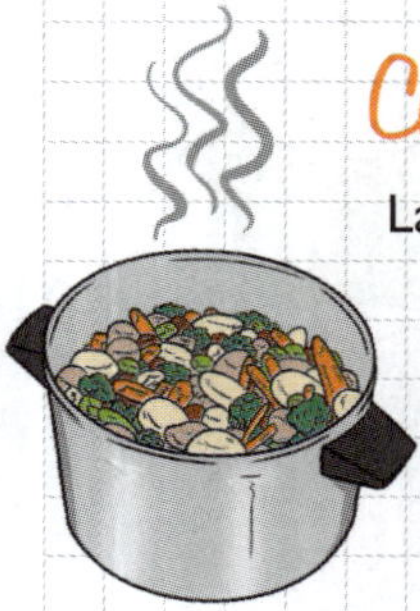

Comment ça se passe ?

La partie active de la cure dure 3 jours, mais il y a des étapes clés à respecter avant et après pour bénéficier de tous les résultats.

Étape n° 1 : je me prépare à J – 3 !

3 jours avant de démarrer, on prépare le corps à la détox en enlevant progressivement tous les aliments lourds, c'est-à-dire surtout les aliments d'origine animale. On se nourrit alors de plats complets à base de céréales, légumineuses et légumes.

Étape n° 2 : je me détoxe !

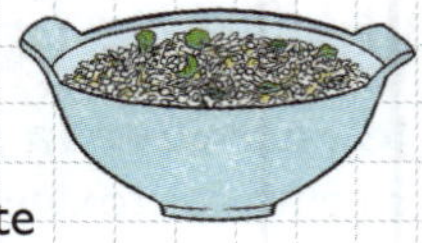

Les 3 jours suivants, on entame une monodiète de kitchari, un mélange de céréales, légumes, légumineuses. La monodiète consiste à ne manger qu'un seul aliment ou plat pendant minimum 3 jours, sans limitation de quantité. C'est le meilleur moyen de se détoxifier, car cela facilite la digestion (votre système est moins chargé, il se met en mode light). La monodiète pousse votre organisme à éliminer, car il est obligé de puiser dans ses réserves et de synthétiser les nutriments dont il a besoin. C'est coûteux en énergie, donc il est nécessaire de vous reposer !

3 jours, c'est la durée de vie max des cellules de votre flore intestinale ! Cette courte monodiète vous permet donc de la renouveler. Les autres organes (foie, vésicule biliaire, reins…) sont moins sollicités et peuvent aussi se focaliser sur l'élimination des déchets.

Le processus de détox sera aussi soutenu par des routines spécifiques, avec des tisanes détox, du yoga, et plein d'autres tips lifestyle (voir chapitre 3).

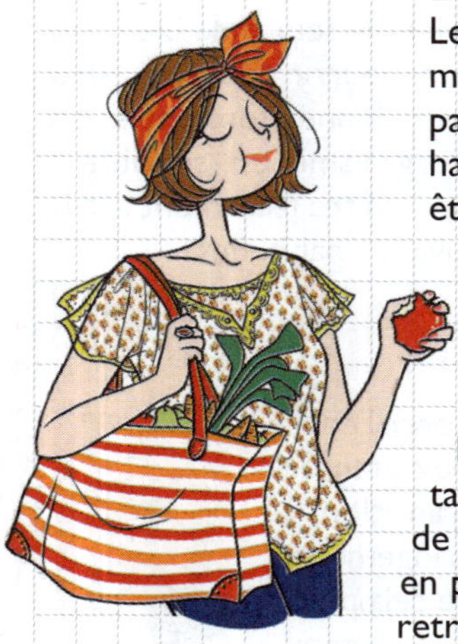

Étape n° 3 : je réintroduis les aliments à J + 3

Les 3 jours d'après, vous allez lentement réintroduire tous les aliments et revenir à une alimentation diversifiée. Il est capital de ne pas surcharger votre alimentation après la détox car vous n'êtes plus habituée à digérer des choses lourdes. Le retour à la normale doit être progressif, avec des aliments digestes, sains et riches en énergie.

Étape n° 4 : je me régénère à J + 1 mois !

Le mois qui suit sera le moment de vous régénérer en profondeur, étape indispensable de la cure ayurvédique. À cette période, votre organisme est très réceptif ! C'est donc le moment parfait pour lui apporter une alimentation saine, douce et riche, accompagnée de plantes régénérantes pour travailler en profondeur. Les bienfaits : un bien-être retrouvé, mais surtout conservé !

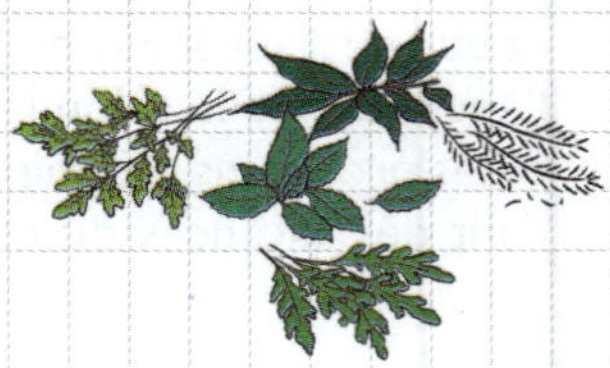

C'est parti : ma détox sur 9 jours

Jour 1, 2 et 3 : ma phase de préparation

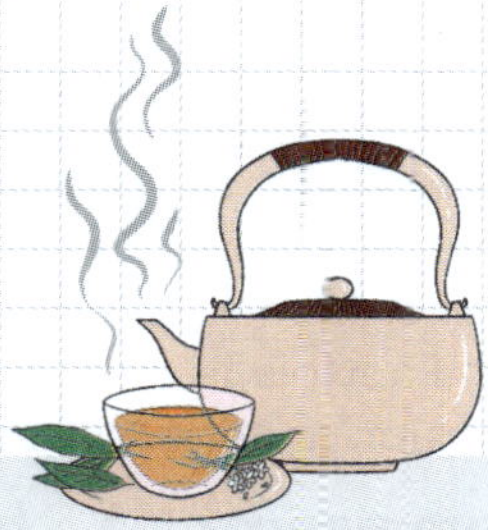

Au réveil

À jeun, première chose au réveil, prenez une tisane thym-curcuma-poivre-citron-miel. Cette infusion est un combo de plantes et d'épices chauffantes, diurétiques, anti-inflammatoires, digestives et antioxydantes. Le meilleur moyen de commencer votre journée détox !

Tisane détox matin

Dans une petite casserole, portez à ébullition 1 tasse d'eau filtrée, avec 1 c. à c. de thym séché, 1 c. à c. de curcuma et 1 pincée de poivre noir. Coupez le feu et laissez infuser 10 min. Filtrez, ajoutez le jus d'½ citron jaune et 1 c. à c. de miel. *Hello morning !*

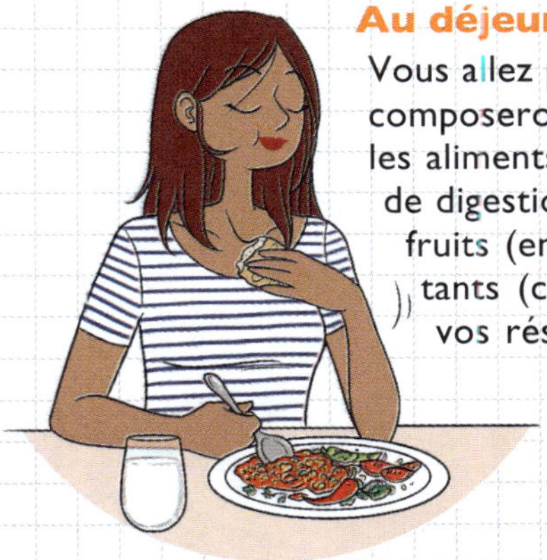

Au déjeuner

Vous allez progressivement arrêter tous les aliments lourds et qui ne composeront pas le kitchari. Un peu chaque jour, en commençant par les aliments les plus longs à digérer comme les viandes (jusqu'à 72 h de digestion !) pour en arriver aux plus rapides à digérer comme les fruits (environ 1 h). L'idée c'est d'alléger ! Bye bye aussi aux excitants (café, thé, alcool), qui poussent vos organes à puiser dans vos réserves pour maintenir votre énergie au détriment de leur nettoyage. Durant la cure, vous vous connectez à vous-même. Donc, pas de triche ! Vous allez découvrir votre vrai niveau d'énergie.

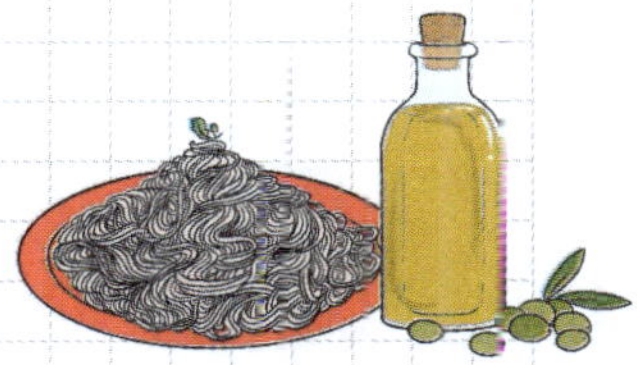

J – 3 : arrêtez les viandes, les poissons, les œufs & les alcools

→ Super, je mange végé ! Un bon plat de pâtes complètes aux légumes, avec du fromage frais et un filet d'huile d'olive !

J – 2 : arrêtez le blé, les laitages, le café & le thé

→ Super, je mange vegan ! Un pain pita toasté au houmous, salade, légumes rôtis (aubergines, courgettes) et tomates séchées.

J – 1 : arrêtez les sucres, les fruits (frais et secs) & les oléagineux

→ Super, je mange vegan et sans sucre ! Des blettes au macis, un mélange riz et lentilles corail, avec 1 c. à c. de ghee.

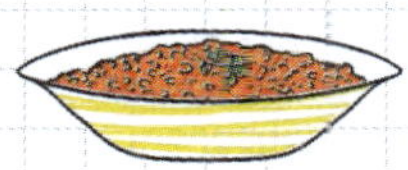

Dans la journée

Buvez de la tisane détox tout au long de la journée, pour commencer à drainer le foie, organe clé de votre détox, car il nettoie le sang, qui est le véhicule de la majorité des toxines !

Commencez à transpirer pour remettre les toxines en mouvement : si vous pouvez, allez au hammam, au sauna…

Tisane détox journée

Mettez 1 c. à s. de pissenlits, 1 c. à s. de bardane, 1 c. à s. de chardon-marie, 1 c. à s. d'armoise et 1 c. à s. d'orties dans une casserole avec 1 l d'eau. Portez à ébullition, puis coupez le feu et laissez infuser pendant 10 min avant de filtrer.

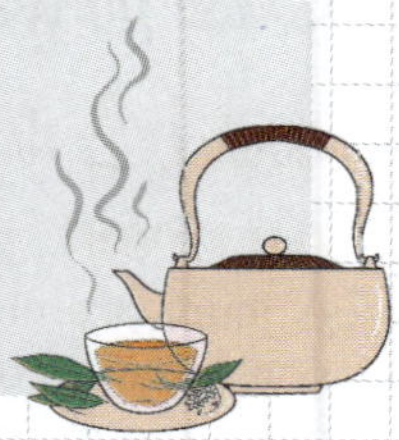

Je prépare ma détox mentale

Se détoxifier, c'est faire de l'espace dans son corps mais aussi dans son esprit. Réfléchissez à quoi vous voulez dédier ce nouvel espace. À plus de bien-être pour vous sentir bien dans votre corps/dans votre tête ? Vous souhaitez en profiter pour aborder une nouvelle phase de votre vie ? Gagner en confiance ?

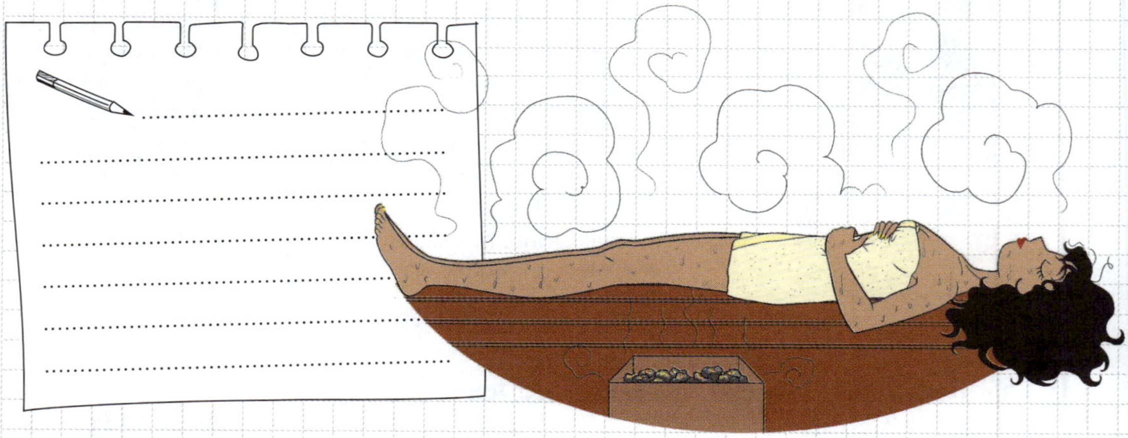

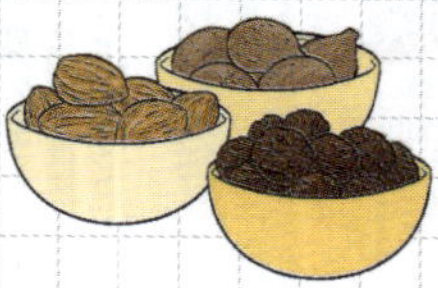

Le soir

Prenez 1 c. à c. rase de triphala tous les soirs, 30 min avant de vous coucher. Le triphala va soutenir votre nettoyage intérieur en favorisant une meilleure élimination (voir p. 48).

Prête pour le grand saut ? Vous avez allégé votre alimentation, et votre système digestif vous en remercie déjà, mais ce n'est que le début ! Vous commencez peut-être à expérimenter un manque (au choix : de sucre, chocolat, thé ou café ? 1 ou 2 jours de maux de tête sont à prévoir pour les accros au café). Pourtant, physiologiquement, vous ne manquez de rien. Donc, tenez bon ! Quelques jours seulement à tenir pour un maximum de bénéfices !

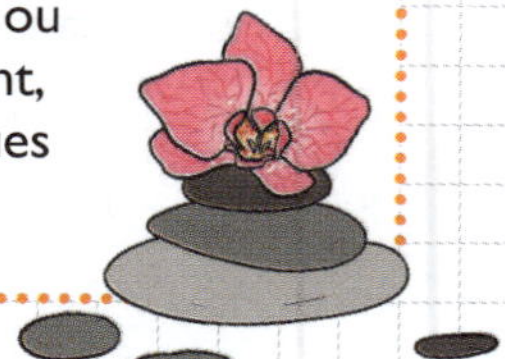

Jours 4, 5 et 6 : ma phase détox !

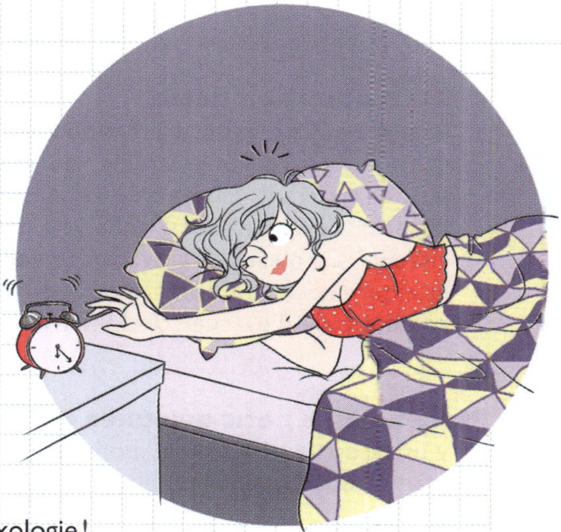

Au réveil

Réveillez-vous tôt pour profiter de l'aurore et de son énergie.

Grattez-vous la langue avec un gratte-langue pour soutenir l'élimination des toxines. Vous avez déjà remarqué le film blanchâtre qui recouvre votre langue le matin ? Ce sont en fait des toxines remontées dans l'œsophage pendant la nuit. En plus, gratter la langue stimule, masse et nettoie vos organes, car en ayurveda votre langue est une carte de vos organes, comme en réflexologie !

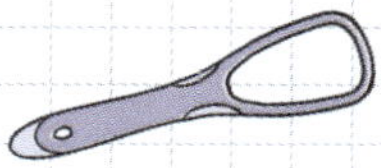

Buvez une tisane thym-curcuma-poivre-citron jaune-miel (voir recette p. 65). Ne prenez pas votre petit déjeuner tout de suite, attendez bien 30 min pour avoir le temps de lancer votre système digestif et si possible d'aller à la selle. Profitez-en pour faire du yoga, de la méditation ou des exercices de respiration !

Faites votre routine

- **Respiration**
  2 × 100 kapalabhati (souffle du feu, voir p. 60). La respiration permet de soutenir la détox en activant tous les organes digestifs et la circulation sanguine.
- **Yoga**
  5 salutations au soleil + les postures Pitta yoga (voir p. 55 et 56), adaptées à la détox. Ces dernières travaillent plus spécifiquement les organes de la détox, comme le foie, la vésicule biliaire et la rate, grâce notamment à l'extension des côtés, avec le triangle ou les torsions. Bouger activera aussi votre circulation pour mettre les toxines en mouvement et ensuite pouvoir les éliminer.

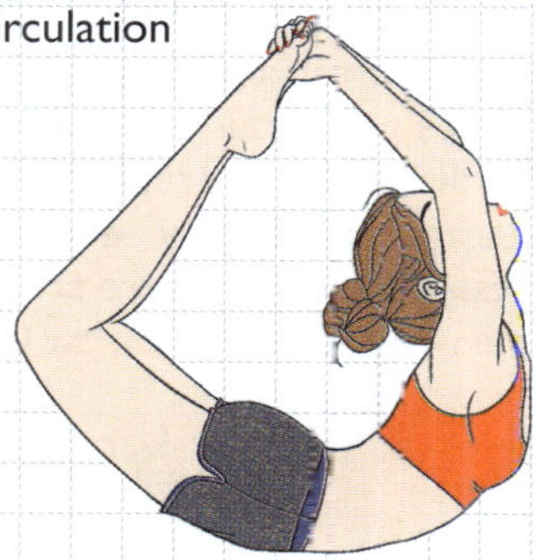

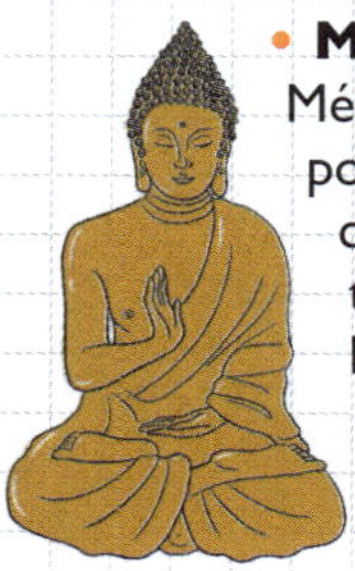

- **Méditation**
  Méditez 5 min au minimum par jour. Plus si possible. Durant la détox, vous allez pouvoir observer vos mauvaises habitudes alimentaires (pourquoi ce carré de chocolat me tourmente autant !) sans les juger (car nous avons toute une relation pas très claire avec la nourriture) pour analyser leurs causes émotionnelles. Des émotions vont peut-être ressurgir, car votre système nerveux vous sent à l'écoute, donc s'allège lui aussi des émotions non digérées, stockées. Ne vous jugez pas ! Contentez-vous d'observer et de l'accepter.

Ma méditation détox
Asseyez-vous confortablement, la colonne droite et détendez-vous. Essayez simplement de suivre votre souffle, de vos narines jusqu'à votre nombril, en inspirant, puis en expirant. Essayez de visualiser votre souffle et son circuit, sentez-le sur les rebords de vos narines, dans vos tissus, puis laissez-le repartir. Des pensées surgissent ? Ce n'est pas grave, observez-les juste passer. Suivez votre souffle, inspirez et expirez pendant 5 min. Vous pouvez aussi mettre une intention dans l'expiration, comme celle d'évacuer ce dont vous n'avez pas besoin.

Prenez votre petit déjeuner entre 7 et 8 heures.
Ça y est, c'est le début de la monodiète ! Vous allez manger du kitchari (recette ci-dessous) matin, midi et soir pendant 3 jours !

Le midi

Déjeuner kitchari ! À prendre vers 12-13 heures.
Le kitchari s'utilise traditionnellement en ayurveda car c'est un plat complet qui garantit à votre organisme de ne manquer de rien (nutriments, protéines, lipides, glucides, tout est là !), tout en ayant une action détox boostée par les épices variées. Cela prend certes un peu de temps à préparer, mais ce n'est pas compliqué. Cuisiner est aussi un moyen de prendre du temps pour vous et pour votre santé. Durant la détox, c'est primordial. C'est vous engager réellement et de manière responsable dans votre processus de bien-être. Et en plus, c'est fun !

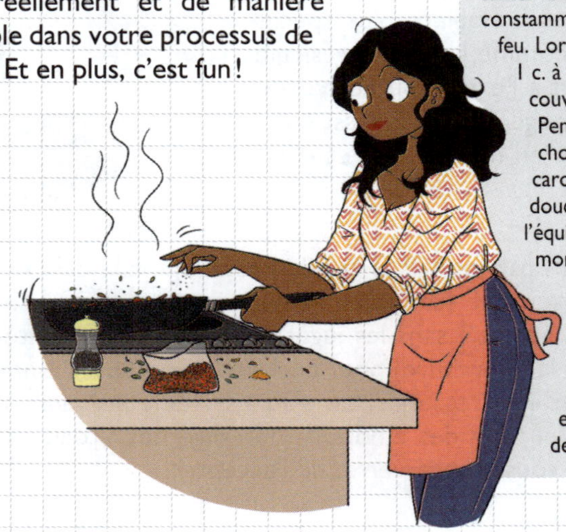

Kitchari (pour 2 personnes)
La veille (ou au moins 4 h à l'avance), mettez à tremper ½ tasse de moong dal (des haricots mungo cassés). Le jour même, mélangez-les à 1 tasse de riz basmati semi-complet et rincez le mélange au moins deux fois, jusqu'à ce que l'eau soit claire.
Dans une casserole, faites chauffer 2 c. à s. de ghee à feu moyen et faites sauter ¼ de c. à c. de graines de moutarde noire et ½ c. à c. de graines de cumin jusqu'à ce que les premières commencent à éclater. Ajoutez ½ c. à c. de curcuma en poudre, 1½ c. à c. de coriandre en poudre, ½ c. à c. de fenouil en poudre, 1 pincée de hing (asafoetida) et 1 c. à c. de gingembre frais râpé. Mélangez brièvement, jusqu'à ce que l'arôme s'en dégage. Incorporez le mélange de riz et de moong dal et faites sauter le tout pendant quelques instants, en remuant constamment. Versez 6 tasses d'eau et augmentez le feu. Lorsque la soupe arrive à ébullition, incorporez 1 c. à c. de sel minéral naturel. Réduisez le feu, couvrez et laissez mijoter pendant environ 40 min. Pendant ce temps, préparez des légumes au choix, en privilégiant les plus digestes (asperges, carottes, céleri, haricots verts, courge d'été, patates douces, courge d'hiver, courgettes…). Découpez l'équivalent de 2 tasses de légumes en petits morceaux. Ajoutez-les dans la casserole à peu près à mi-cuisson (ou plus tôt si vous avez préparé des patates douces ou de la courge d'hiver), et portez à nouveau à ébullition. Puis baissez le feu et laissez mijoter jusqu'à ce que le riz, les moong dal et les légumes soient entièrement cuits. Retirez du feu et servez garni de coriandre fraîche, de ghee ou de citron vert.

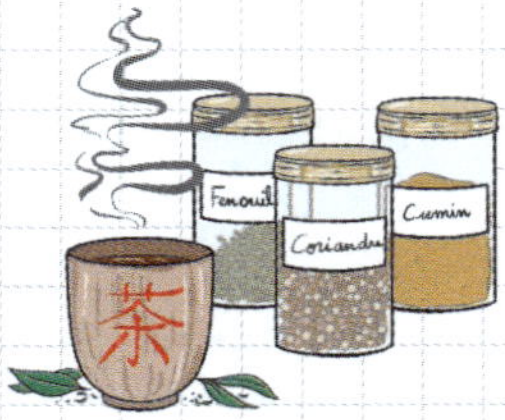

Après le repas, buvez 1 infusion CCF (cumin, coriandre, fenouil). C'est une des tisanes incontournables de la détox ayurvédique, car elle encourage le corps à décomposer les toxines dans le système digestif pour les éliminer (voir recette p. 36). Buvez chaud. N'hésitez pas à ajouter 1 c. à c. de miel si vous le souhaitez, en particulier pour miss Vata et miss Kapha. Si vous êtes plutôt Pitta, ajoutez un peu de citron vert frais.

L'après-midi

Faites des exercices doux : marche, tai chi, yoga, yoga nidra… Le but : vous connecter à vous-même, car bien souvent dans la vie quotidienne, on est dans notre tête sans ressentir l'union corps-esprit pendant les séances d'exercice. Ici, prenez le temps de les exécuter en douceur car votre organisme carbure déjà !

Aidez-vous des aliments : lesquels vous manquent particulièrement ? Plutôt du salé ? Du sucré ? Ces aliments sont-ils liés à des émotions qu'ils comblent en temps normal ? Réfléchissez et notez tout dans votre carnet.

Choisissez des activités reposantes : lecture, écriture, tricot, coloriage de mandalas, activités créatives… Prenez aussi le temps de vous reposer !

Faites votre détox mentale

Écrivez pour mieux comprendre vos émotions et les digérer. Quelles émotions font surface durant cette détox (tristesse, mélancolie, frustration…) ? Quoi, pourquoi, comment ? Méditez dessus pour vous en détacher. Là encore, il s'agit seulement de les observer sans les juger. Cela permet de mettre une distance. J'observe ma tristesse, mais je ne suis pas la tristesse, je peux juste l'expérimenter. Peu à peu, vous arriverez à faire ce tri et à vous en détacher.

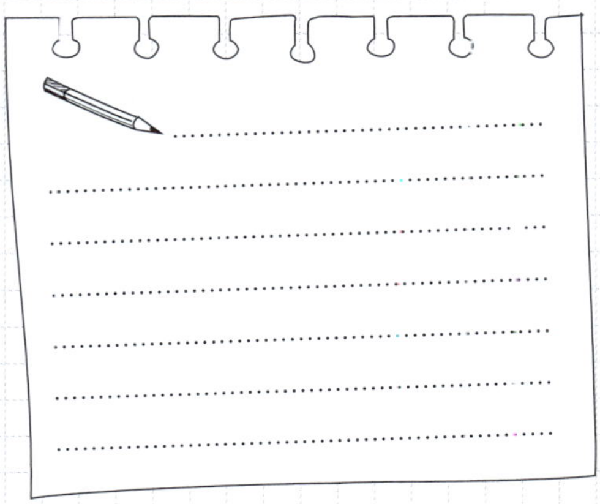

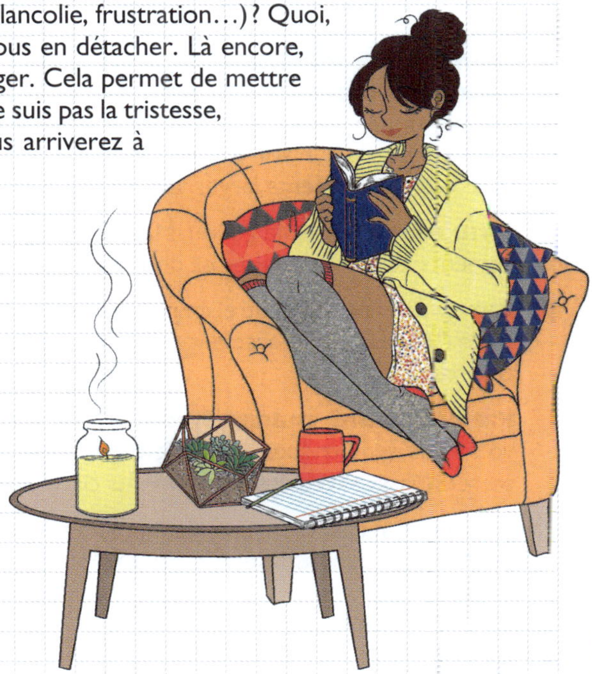

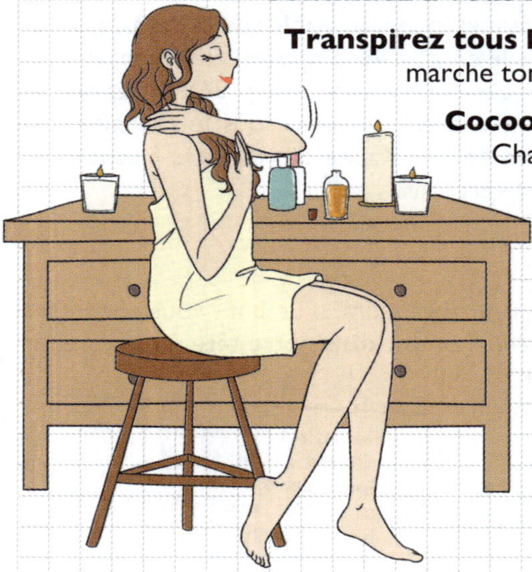

Continuez à vous hydrater avec la tisane détox (voir p. 36).

Transpirez tous les jours! Hammam ou bains chauds (20 min) ou marche tonique!

Cocoonez-vous!

Chaque après-midi, faites un abhyanga (voir p. 45) + une séance de marmathérapie spécial détox. Les points marma ciblés se focalisent sur les systèmes circulatoire, lymphatique, digestif, et boostent la circulation et l'élimination, histoire de tout mettre en mouvement et de tout expulser!

Utilisez de l'huile de sésame et massez chaque marma en mouvements circulaires pendant 5 minutes. La pression dépend de chaque marma. Pour décupler les effets, ajoutez 2 gouttes d'huile essentielle de cannelle ou de cardamome qui sont chauffantes et ont une affinité avec ces points.

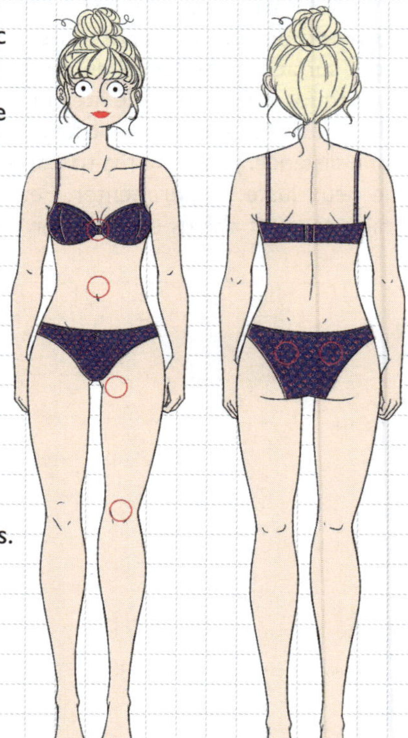

1. **Hridaya marma,** au milieu du sternum. Massez avec des mouvements circulaires doux.
2. **Lohitaksha marma.** Placez votre main sur votre artère fémorale en haut de votre cuisse. Pressez légèrement pour localiser le bon endroit. Puis descendez de deux doigts sur votre cuisse. Vous y êtes! Massez avec des mouvements larges, circulaires et profonds.
3. **Janu marma,** sur le genou. Massez avec des mouvements larges, circulaires et doux
4. **Basti marma,** au centre, un peu au-dessus du vagin et de l'utérus. Massez avec des mouvements larges, circulaires et doux.
5. **Parsvasandhi marmas,** deux points situés sur votre dos, symétriques et parallèles à la jonction lombo-sacrée. Massez avec des mouvements circulaires profonds.

Prenez une douche bien chaude après l'abhyanga et la marmathérapie, sans utiliser de savon. Rincez-vous juste à l'eau.

Le soir

- Dîner kitchari toujours ! Passez à table à environ 18-19 heures pour vous laisser le temps de digérer.
- Prenez 1 c. à c. rase de triphala 30 min avant de vous coucher, vers 22 heures. Après 22 heures, on passe dans des énergies Pitta (jusqu'à 2 heures), et si vous maintenez une activité ou un travail, votre cerveau repart à plein régime.

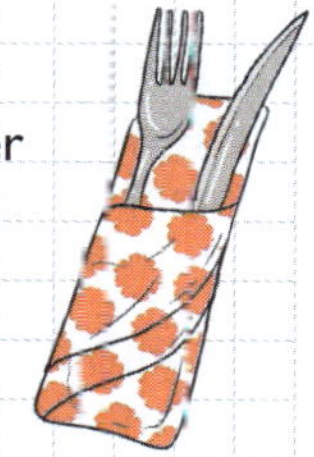

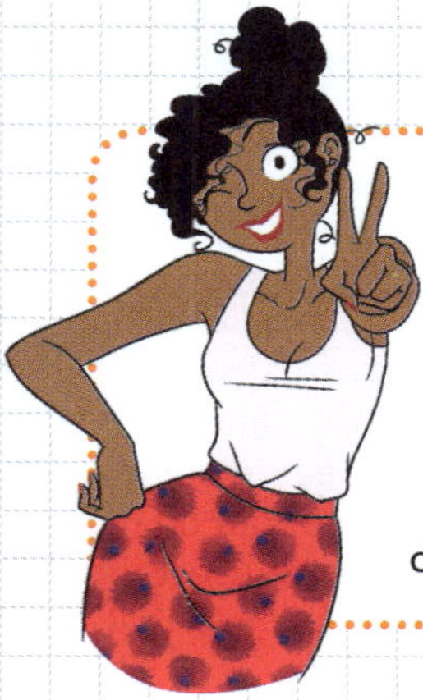

Ça y est, vous l'avez fait ! Bravo ! La période de détox peut passer comme une lettre à la Poste ou bien vous faire l'effet d'un raz de marée ! Il n'y a pas de règle. Ce qui est sûr, c'est que votre corps et votre subconscient vont pouvoir s'exprimer. Vous pouvez vous attendre aux retours de pas mal d'émotions non digérées ! C'est pourquoi il est important de continuer à écrire et à méditer. Ce temps que vous vous donnez est précieux : il va servir à vous équilibrer et vous faire du bien. Soyez fière de vous !

Jours 7, 8 et 9 : je réintroduis tous les aliments

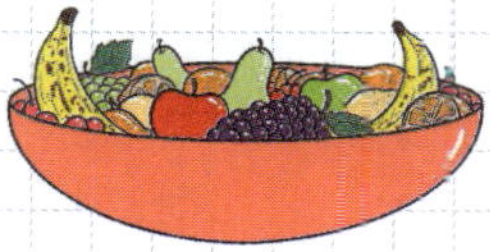

Côté food, organisez la reprise d'une alimentation variée.

J + 1 : reprise fruits & oléagineux

→ Chouette des fruits ! Une salade de fruits frais et des amandes le matin, une poêlée de chou, carottes et patate douce au curcuma et poivre à midi, une soupe de légumes saupoudrée de graines de sésame au dîner.

J + 2 : reprise blé, autres céréales, légumineuses & caféine/théine. Mais préférez les tisanes plutôt et ne vous jetez pas à nouveau sur le café ! Faites une transition douce.

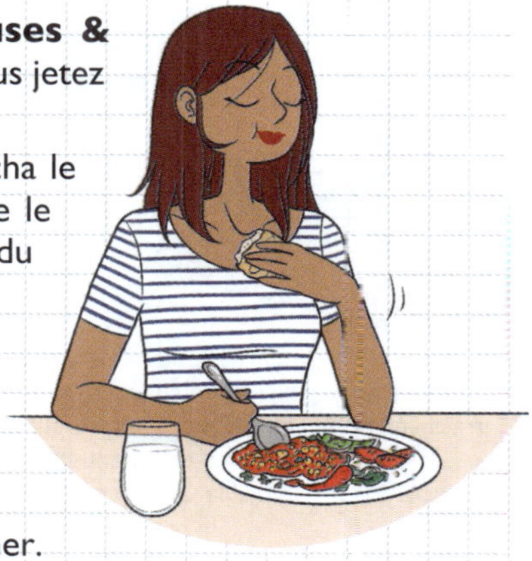

→ Allez hop ! Une salade de fruits et un thé vert sencha le matin, des pâtes aux légumes grillés et huile d'olive le midi, et une soupe de légumes avec du pain grillé et du houmous le soir.

J + 3 : reprise laitages, viandes & poissons

→ All is back ! Mais doucement ! Une compote de fruits et un lait chaud le matin, du poisson avec des légumes et du riz le midi, des pommes de terre et légumes au four sauce yaourt chèvre ou soja au dîner.

Côté lifestyle, reprenez le quotidien en douceur, tout en restant attentive à votre corps, à votre bien-être et en poursuivant le cheminement détox. Faites attention à vos envies, soyez à l'écoute de votre corps. Poursuivez le questionnement sur vos besoins.

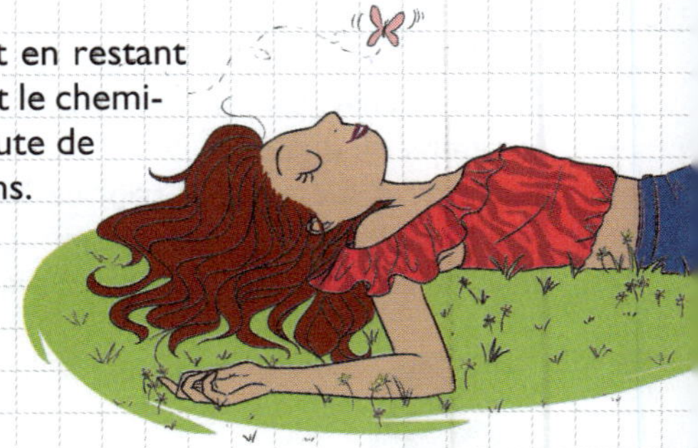

Continuez le cocooning avec le massage abhyanga et la marmathérapie, maintenez la cuillerée à café rase de triphala 30 min avant le coucher pour la digestion, et reprenez en douceur des activités sportives plus intenses.

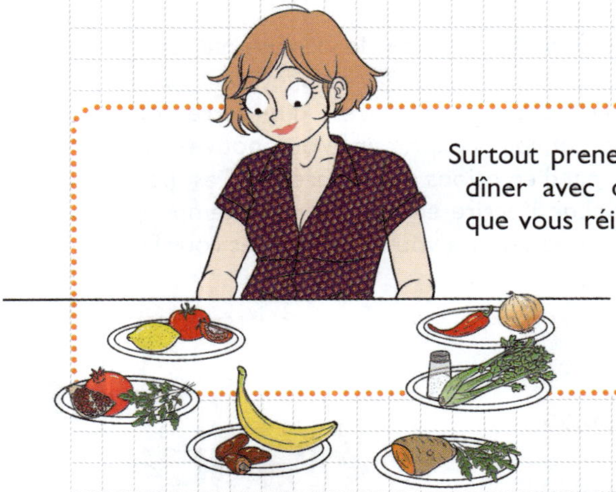

Surtout prenez votre temps ! Ne vous jetez pas dans un dîner avec des amis. Savourez chaque nouvel aliment que vous réintégrez. Vous vous êtes débarrassée de vos mauvaises habitudes alimentaires, ou tout du moins vous en avez pris conscience, c'est le moment d'être active pour ne pas y céder à nouveau. Ce n'est pas fini !

Le mois suivant : je me régénère

Au réveil

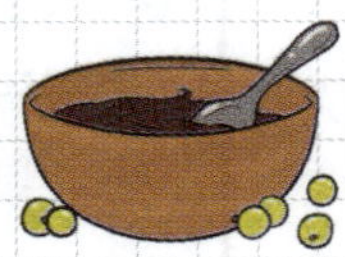

À jeun, prenez 1 c. à c. de chyawanprash tous les matins. Il s'agit du régénérant magique de l'ayurveda (voir p. 48). De quoi vous lancer dans une toute nouvelle vie !

Au petit déj' : un ashwagandha chaï, une délicieuse boisson aux épices. L'ashwagandha (voir p. 48) s'intègre parfaitement dans un chaï pour créer un début yummy et tasty à votre journée !

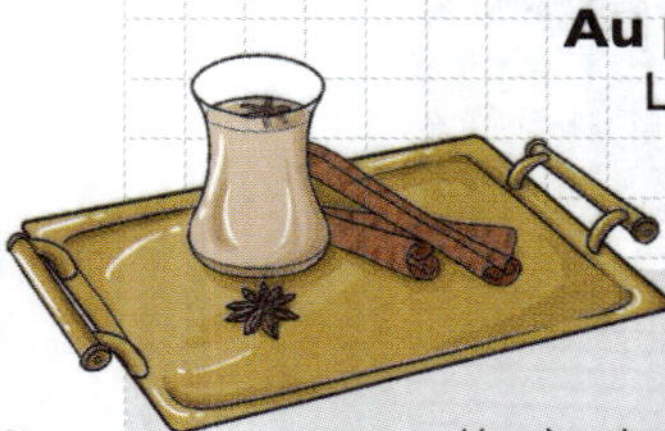

Ashwagandha chaï (pour 1 tasse)

Dans une petite casserole, faites chauffer 1 tasse de lait végétal à feu moyen. Ajoutez ½ c. à c. de cannelle moulue, ½ c. à c. de curcuma, ¼ de c. à c. d'ashwagandha, 2 pincées de cardamome, 1 pincée de gingembre moulu et 1 pincée de muscade moulue et mélangez. Ajoutez encore 1 pincée de poivre noir fraîchement moulu, et fouettez vigoureusement pour incorporer toutes les épices. Ajoutez 1 c. à c. d'huile de coco vierge ou de ghee, baissez le feu et continuez la cuisson pendant 5 à 10 min, jusqu'à ce que le tout soit bien chaud. Retirez du feu et incorporez 1 c. à c. de miel avant de déguster chaud !

Au quotidien

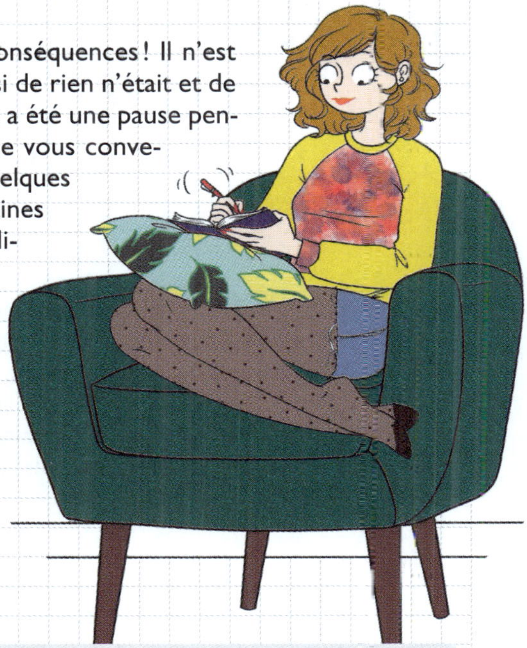

La détox, ce n'est pas juste une parenthèse sans conséquences ! Il n'est pas question de reprendre votre quotidien comme si de rien n'était et de recommencer à accumuler les toxines ! Votre détox a été une pause pendant laquelle vous avez pris conscience de ce qui ne vous convenait pas dans votre vie et vous avez expérimenté quelques outils pour vivre plus sainement. Appliquez certaines méthodes détox au quotidien ! Décidez d'une alimentation, d'activités et d'une routine qui vous conviennent mieux. Peut-être que vous mangerez moins de viande ou de laitages, que vous boirez moins de café, que vous adopterez l'écriture dans un journal chaque jour… Demandez-vous si vous avez digéré les émotions apparues durant la cure et comment utiliser l'énergie et la vitalité retrouvées grâce à la détox pour continuer à vous faire du bien ! Feel good !

Le soir

Au coucher, si vous avez besoin d'un laxatif léger, buvez un lait infusé à la racine de guimauve et à la cardamome. Même si vous n'en sentez pas la nécessité, il est toujours utile de supporter un peu l'élimination d'un point de vue ayurvédique. Il ne s'agit pas de plantes purgatives ! Juste d'un léger coup de pouce car la santé de votre côlon est importante pour votre bien-être.

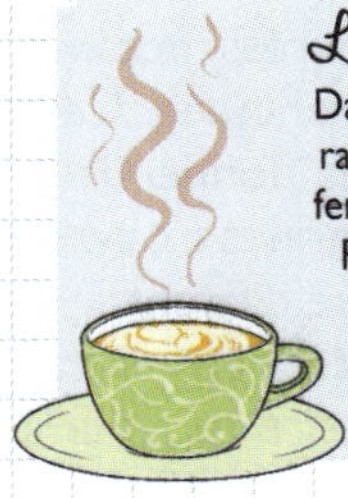

Lait infusé guimauve-cardamome (pour 1 tasse)

Dans une casserole, faites chauffer 1 c. à c. de racine de guimauve et 3 gousses de cardamome fendues avec 1 verre de lait de riz ou d'avoine. Portez à ébullition, puis baissez le feu et laissez infuser 10 min à feu doux, puis quelques minutes supplémentaires feu éteint. Filtrez et savourez !

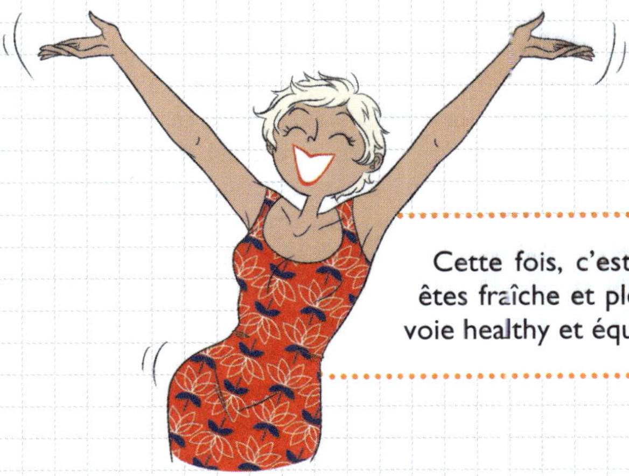

Cette fois, c'est fait, vous avez réussi votre détox ! Vous êtes fraîche et pleine d'énergie pour recommencer sur une voie healthy et équilibrée ! Enjoy !

Chapitre 5

Je déstresse !

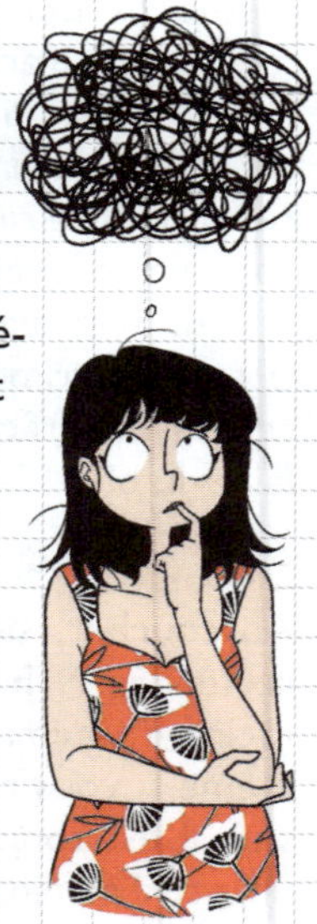

Le stress joue un rôle important dans notre vie, que nous le voulions ou non. Il chamboule les hormones et affecte ainsi de façon négative de nombreux systèmes dans le corps : le système digestif et le métabolisme, pouvant entraîner la prise de poids, le système cardio-vasculaire (la respiration devient superficielle), le système nerveux, la chaîne musculaire et osseuse (car les minéraux de l'alimentation ne sont plus assimilés), l'immunité, mais aussi et surtout le mental !

I'm a survivor

Le stress est avant tout une réaction naturelle du corps pour faire face au danger. En situation de « *fight or flight* » (fuite ou combat), le système nerveux sympathique relâche des hormones de stress, notamment de l'adrénaline et du cortisol. L'action de l'adrénaline est instantanée. Cette « hormone guerrière » mobilise l'énergie disponible pour nous donner la force musculaire de combattre ou de fuir : poumons, gorge et narines s'ouvrent pour laisser entrer plus d'air, les sens s'aiguisent et les pupilles se dilatent.
Quelques minutes après, le cortisol intervient. Il transforme le gras en sucre et l'envoie dans des zones précises, comme les jambes, pour leur donner l'énergie nécessaire pour courir comme jamais… La contrepartie ? Cela a pour effet de stopper ou de ralentir de fonctionnement de certains organes liés à la digestion ainsi que le système immunitaire.

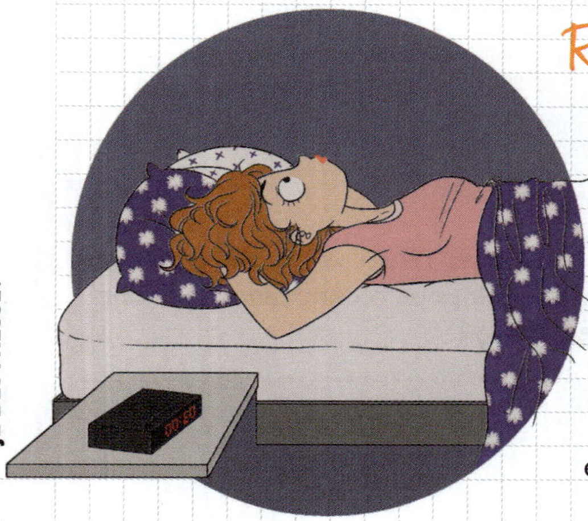

Résultat : fatigue chronique et petite bouée !

Ce système de survie nous sert donc magnifiquement, tant que la crise de stress est suivie d'une période de repos et de récupération. Mais aujourd'hui, ce n'est plus vraiment le cas, pas vrai ? Pour beaucoup, nous sommes en situation de stress chronique. Or vivre des tensions de façon répétitive n'est pas sans conséquence. Adrénaline et cortisol sont sécrétés sans interruption dans l'organisme, le rythme cardiaque reste élevé, de même que la pression artérielle et le taux de sucre sanguin. À la longue, le corps doit trouver un moyen de renouveler ses réserves d'énergie, qu'il va alors emmagasiner dans les tissus adipeux. Ses zones de prédilection : la taille ! Pourquoi ? Par facilité ! Le cortisol est produit par les glandes surrénales, juste au-dessus des reins. L'organisme peut donc puiser directement des graisses pour les transformer en sucres au besoin.

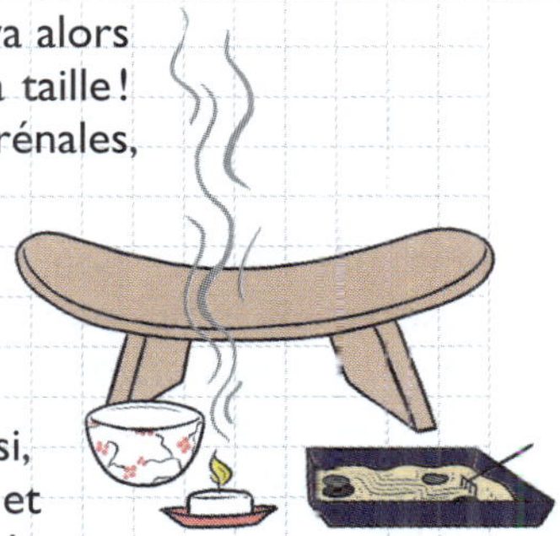

Le stress version ayurvédique

L'ayurveda perçoit toute chose de façon qualitative, *remember* ? Ainsi, le stress est activant, dynamisant, motivant, accélérant, extrême et mobilisant pour mon corps. Toutes ces qualités conduisent à une réduction des ressources, de l'immunité, de la forme et du bien-être à long terme. Comment remédier à cela ? L'approche ayurvédique est très simple mais magnifique. Il faut équilibrer ces qualités en apportant les qualités opposées. Il s'agit de qualités nourrissantes pour redonner de l'énergie au corps et encourager une réponse plus healthy au stress : en appliquant les qualités opposées au stress, on retrouve un équilibre, et donc plus de bien-être. En renfort : une alimentation antistress, une routine reposante et de la phyto magique.

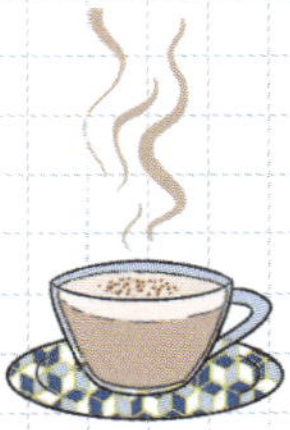

Mes 7 rituels antistress

Cap sur les qualités opposées à celles du stress ! On adore tout ce qui est lourd, fondant, lent, onctueux, nourrissant, doux, stable. En mode cocooning, quoi !

J'apprends à ralentir !

C'est capital ! Dès que vous vous emballez, forcez-vous à vous arrêter et à prendre 10 grandes respirations lentes et profondes. Il est si facile de se dire « je n'ai pas le temps ». Répétez-vous le contraire et prenez du temps pour vous.

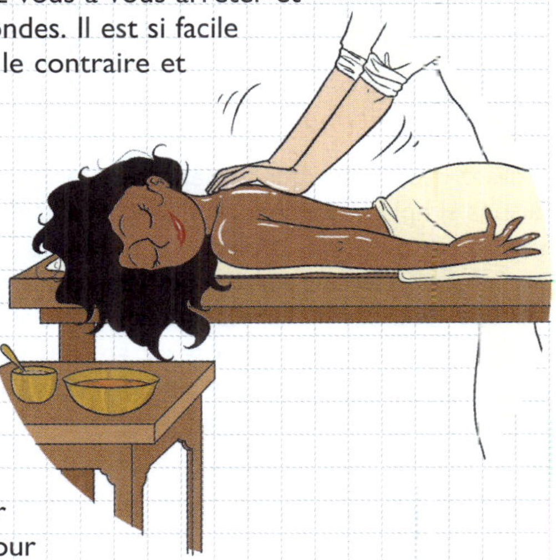

J'adopte une routine journalière

Toute situation inconnue et inhabituelle crée de l'inconfort et du stress. Les habitudes ont donc l'avantage de nous rassurer. Une routine nous évite un stress permanent et, surtout, elle redonne au corps et au mental des repères sûrs et concrets. Tout être vivant dans la nature suit une routine ! Concoctez-vous une routine feel good personnelle, car nous sommes toutes différentes. Incluez des rituels de réveil (voir p. 43), des repas à heures régulières, du temps pour vous, du temps avec vos amis, des activités…

Je prends soin de moi

Bain, massage, marche en pleine nature, lecture, repos, temps entre amis… Le soin envers soi-même est fondamental dans la gestion du stress, et c'est aussi une belle opportunité de pratiquer l'amour pour soi-même (que l'on fait bien trop souvent passer après le reste). Réservez du temps pour vous chaque jour, comme un engagement profond pour vous-même, votre bien-être et votre santé. C'est seulement de cette manière que vous pourrez régénérer votre énergie et continuer à avancer. Tout ce qui vous procure un sentiment de détente, de stabilité, de chaleur, de bonheur fonctionne. Suivez votre intuition et votre inspiration !

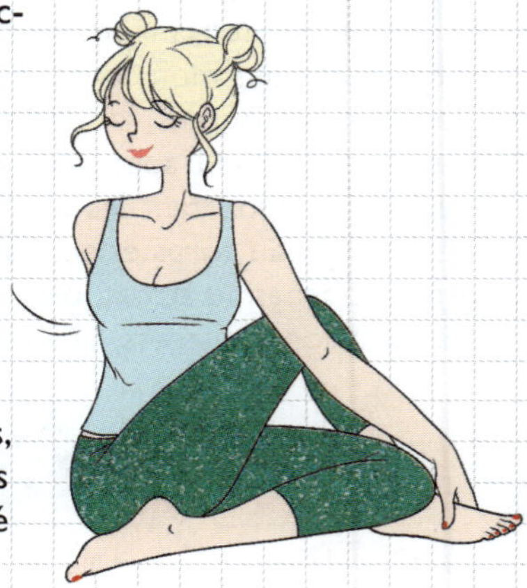

Je calme mon mental

Reconnectez-vous à votre corps ! Avec la respiration, le yoga et la méditation (orientez-vous vers le yoga anti-Vata, p. 53, qui donne de l'ancrage). Si le stress agite le système nerveux, ces pratiques, elles, le réinitialisent et amènent une réponse plus saine face aux situations de stress. Elles font circuler l'énergie pour débloquer toutes vos tensions accumulées, toxines mentales, émotionnelles et physiques stagnantes dans le système nerveux. Comment ? Par le mouvement synchronisé avec la respiration, mais surtout la conscience !

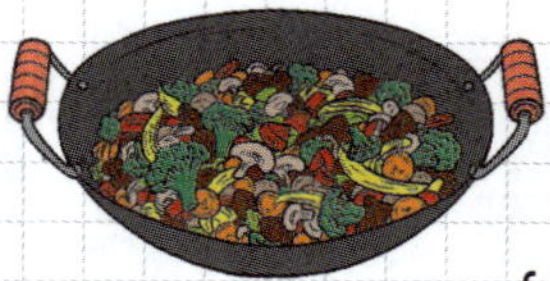

Je mange antistress

Oui, c'est possible ! En favorisant une alimentation équilibrante. Suivez votre vikruti et mettez l'accent sur une alimentation saine, simple et complète, en réduisant au maximum les aliments transformés, les stimulants (thé, café, alcool) et les sucres raffinés.

Je suis une routine phyto !

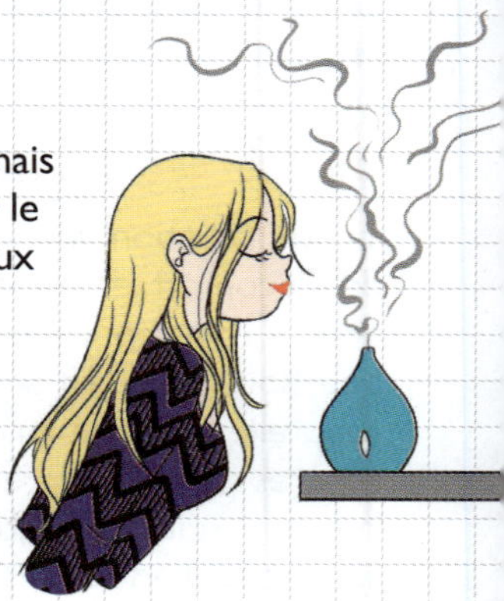

Utilisez des plantes qui calment le système nerveux. Il y en a beaucoup, mais faisons simple et yummy avec un chaï à l'ashwagandha (p. 48) à savourer le soir au coucher (voir recette p. 72). Rien de mieux pour se faire du bien aux nerfs tout en faisant plaisir à ses papilles !
Utilisez aussi des huiles essentielles en inhalation. En situation de stress, au bureau, chez vous, déposez 2 gouttes de lavande vraie, de marjolaine à coquilles, de mandarine ou de pin sylvestre au creux de vos poignets et respirez. Effet calmant garanti !

Je prends du temps pour digérer mes émotions

Écrivez, méditez. Comment ? Écrivez ce que vous ressentez, puis asseyez-vous et faites juste cela : ressentir. Cela peut être inconfortable parfois ; c'est normal, mais c'est nécessaire car

c'est seulement ainsi que vous arriverez à mettre une distance avec ce sentiment. Vous ne vous identifierez plus à lui.
Vous pouvez aussi recourir aux fleurs de Bach, magnifiques pour agir sur les émotions. Suivant les émotions prépondérantes chez vous (testez-vous sur le site fleursdebach.fr), choisissez 2 ou 3 fleurs de Bach à prendre 3 ou 4 fois par jour.

Je stimule ma digestion émotionnelle

En ayurveda, la relation corps-esprit a elle-même un système digestif ! Celui-ci digère la nourriture mais aussi… nos expériences de vie. Lorsque cette force est amoindrie (par le stress, les traumas…), cela rejaillit directement sur notre capacité à digérer nos sentiments.

C'est reparti dans le tourbillon de la vie

Les émotions nous secouent, nous renversent, nous font rire ou pleurer. Les émotions sont naturellement de l'énergie en mouvement. Parfait : elles rentrent et sortent sans laisser de trace. Le problème ? Parfois elles restent bloquées, parce que nous refusons de les ressentir. Selon l'ayurveda, lorsque nos émotions sont réprimées ou mal utilisées (parce qu'on se ment, qu'on les occulte, qu'on les exagère…), elles conduisent à plus de douleur. Alors que, bien canalisées, elles nous permettent de mieux nous comprendre. Car une émotion profondément expérimentée va nous aider à dissoudre des blocages énergétiques ainsi que des modèles psychologiques indésirables.

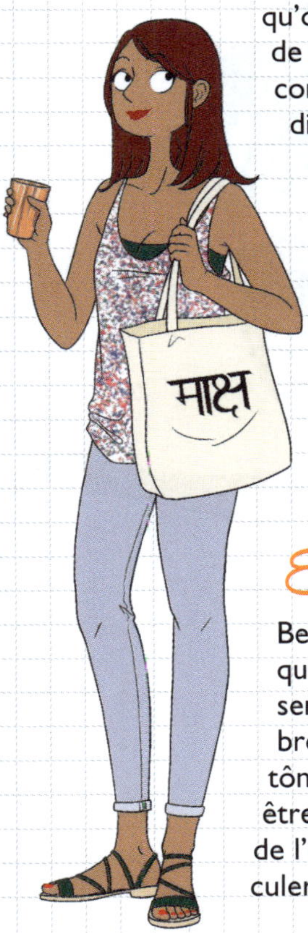

Hello rainbow !

Selon l'ayurveda, le corps émotionnel peut être nettoyé de la même manière que nous purifions le corps physique. L'idée est de purifier les passages par lesquels nos émotions coulent. Comment ? Seulement en les laissant couler en nous. Le meilleur moyen est donc juste de ressentir vos émotions ! D'où l'importance de tenir un journal ou un carnet quotidiennement.

Est-ce que j'ai des émotions bloquées ?

Beaucoup d'entre nous ont peur de ressentir leurs émotions, et par conséquent les digèrent mal. Comment le savoir ? L'autocritique, l'indécision, le sentiment de vide, l'insatisfaction constante, la réticence au changement, le brouillard mental et l'incapacité à donner un sens à la situation sont des symptômes de mauvaise digestion émotionnelle. Pour autant, ces symptômes doivent être décodés : quelles émotions bloquées les ont créés ? Donnez volontairement de l'espace et de la présence à vos émotions enfouies. Laissez-les exister et circuler en vous, elles trouveront naturellement la sortie !

Chapitre 6

I feel like a woman !

La femme a le vent en poupe ! Partout, dans tous les magazines, on parle de féminité, de féminisme, de sexualité. Les femmes, après des siècles à vivre cachées derrière les hommes, font la une ! Elles veulent surtout se découvrir par elles-mêmes. Cependant, beaucoup de stéréotypes persistent, avec des valeurs de la féminité toujours passives (douceur, grâce) et des injonctions à la beauté qui ont des conséquences dramatiques sur l'estime de soi des femmes dans le domaine personnel comme professionnel. Les revendications féministes elles-mêmes, lorsque le féminin est érigé contre le masculin, montrent une féminité qui n'a pas encore trouvé sa place ni son épanouissement.
Dans ce chapitre, oubliez les codes, les normes et les stéréotypes ! Reprenez contact avec l'énergie féminine pure. Découvrez la puissance du féminin, renouez avec votre être profond, assumez enfin pleinement votre féminité et prenez votre place dans la vie. Un manifeste pour vivre libre, forte, épanouie et en communion avec le monde !

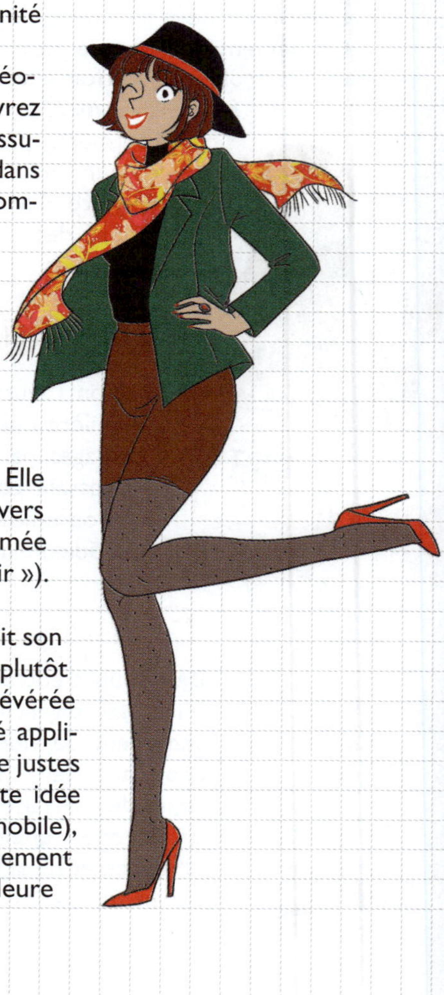

L'ayurveda est féministe !

En ayurveda, la Femme est glorifiée en tant que Mère originelle et Créatrice de l'univers. Elle est révérée en tant qu'énergie féminine sacrée qui a apporté la vie à la Création. Elle est toujours présente et en mouvement constant dans l'univers entier. C'est une forme d'énergie dynamique primitive nommée prakruti (signifiant « nature » en sanskrit) ou shakti (« pouvoir »). Tout ce qui est divin est abondant.
La femme est aussi d'une importance ultime quand elle remplit son rôle de mère. Pas seulement dans le sens de génitrice, mais plutôt par sa portée sentimentale et énergétique. La mère est révérée pour sa féminité, son altruisme, son empathie, sa créativité appliquée à tout domaine, son sacrifice pour les causes qu'elle juge justes et les siens, sa connexion à la nature… Au centre de cette idée se trouve le pouvoir ultime : celui de se propager (car mobile), de créer (donner naissance physiquement, émotionnellement et artistiquement), de défendre (car la femme est la meilleure

protectrice !) et d'aliéner (car la femme est multiple et empathique, elle aime sortir d'elle-même pour apprendre). Le mode de vie ayurvédique encourage la femme à connaître sa féminité et à exprimer son énergie et son pouvoir féminin quotidiennement.

Je renoue avec le féminin sacré en moi !

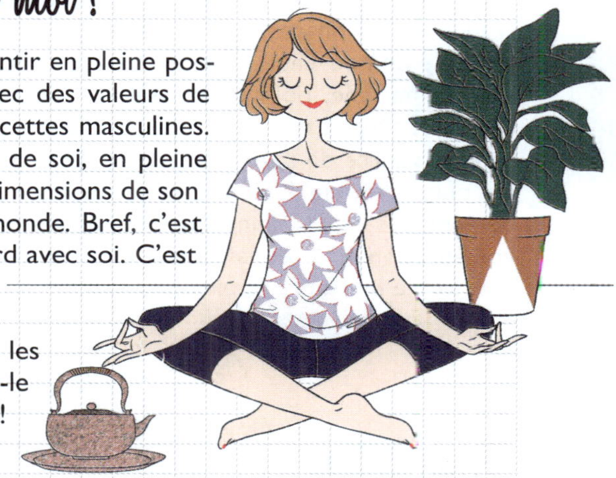

Renouer avec le féminin sacré en soi, c'est se sentir en pleine possession de sa féminité, en phase avec soi et avec des valeurs de douceur, d'amour, tout en assumant aussi ses facettes masculines. C'est se relier avec son corps, en prenant soin de soi, en pleine conscience, pour se sentir bien dans toutes les dimensions de son être. C'est aussi vivre en communion avec le monde. Bref, c'est prendre sa place dans le monde et être en accord avec soi. C'est ainsi qu'on déploie toute sa puissance !
Pour cela, mettez-vous à l'écoute de vos émotions et de votre énergie, suivez vos cycles et les phases de la lune, écoutez votre corps et soignez-le avec les astuces de beauté indiennes. Girl power !

Je suis mes lunes

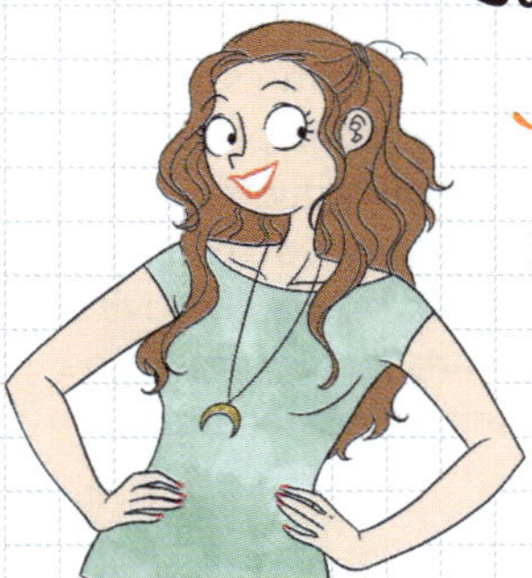

Je suis connectée à l'univers

Puisque le corps féminin suit un rythme cyclique, tout comme la Terre, la nature, les planètes, le Soleil et la Lune, l'ayurveda pense qu'il y a une connexion très profonde entre ces éléments et nous, les femmes. Nous sommes comme une caisse de résonance de l'univers entier – la joie, la peine, le stress, l'excitation, la fatigue, l'amour, la colère, le sentiment de connexion ou de déconnexion que nous ressentons grâce à notre énergie féminine sont la vibration de son énergie. Selon l'ayurveda, nos changements d'humeur sont donc influencés par la nature et les éléments avec lesquels nous sommes liées.

Je me connecte à mon énergie féminine

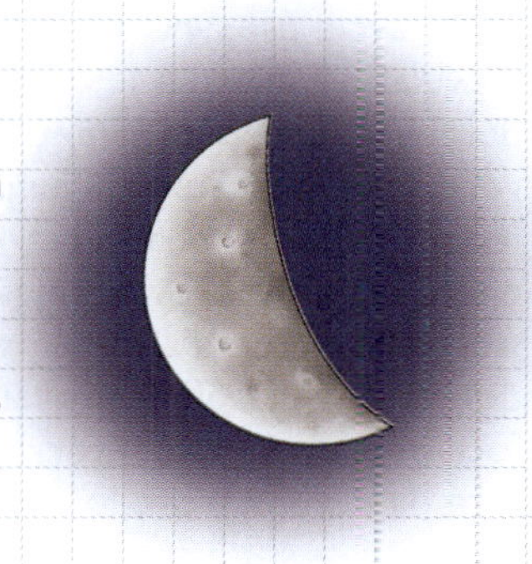

Les cycles menstruels étant, selon l'ayurveda, une manifestation de notre pouvoir féminin (shakti), les comprendre est un moyen magique pour nous connecter à notre énergie féminine profonde. En les équilibrant, on permet aussi de la restaurer (car les problèmes menstruels signifient des troubles dans l'énergie féminine), pour notre bien-être physique, mental et spirituel.

Je comprends mon cycle et mes émotions

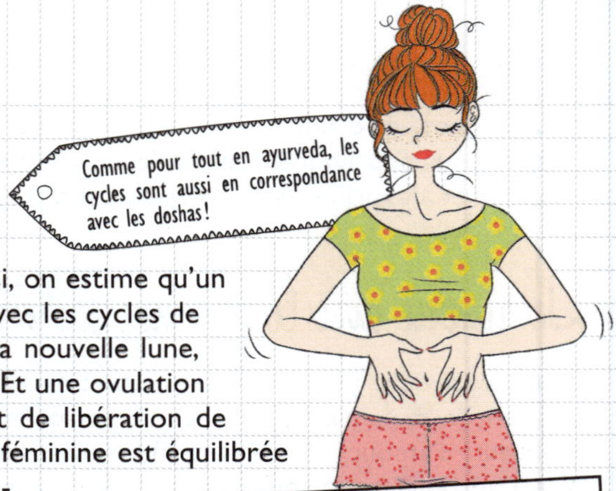

Les règles sont reliées au cycle lunaire, car celui-ci dure 29,5 jours, exactement comme la durée moyenne du cycle chez les femmes. Ainsi, on estime qu'un cycle sain se caractérise par une simultanéité avec les cycles de la lune et ses phases. Par exemple, un flux à la nouvelle lune, symbole de nouveaux départs et d'allègement. Et une ovulation à la pleine lune, point culminant d'intensité et de libération de l'énergie. Quand cela concorde, votre énergie féminine est équilibrée et vive, source de rayonnement et d'une sexualité plus épanouie. L'idée alors est de vivre pleinement vos cycles, leurs fluctuations d'énergie, vos émotions… C'est ainsi que vous renouerez avec votre puissance féminine et sacrée !

On se détoxe et on se renouvelle chaque mois !
L'ayurveda considère que le cycle féminin est un processus profond de détox et de régénération de l'organisme entier. C'est un don merveilleux : le pouvoir inné de se soigner soi-même chaque mois !

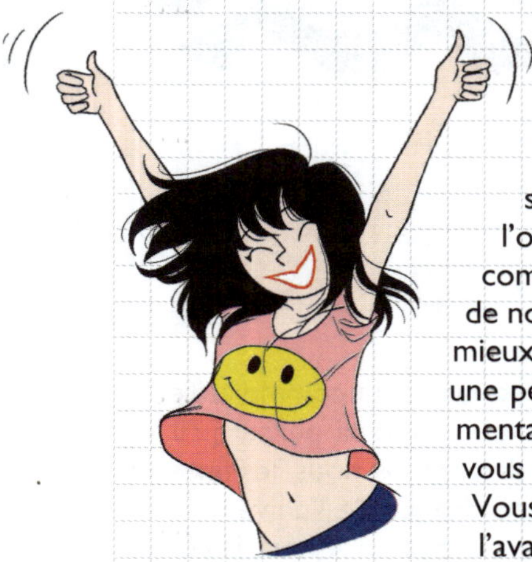

En début de cycle : je suis pleine d'énergie !

Du jour 6 à 13 environ (le jour 1 étant le premier jour des règles, celles-ci durant en moyenne 5 jours).

Après la menstruation, quand l'endomètre épaissit, Kapha et ses qualités régénératrices dominent. Les règles passées, tout l'organisme se sent régénéré : le corps est plus mince, plus alerte, comme rajeuni. Cela booste la sensualité et motive pour enclencher de nouveaux projets. On se sent mieux dans ses baskets, on s'accepte mieux. On dégage de nouvelles énergies, de la joie et de la paix. C'est une période où vous vous sentez active, aussi bien physiquement que mentalement. Vous êtes plus claire et analytique dans votre travail, vous avez des idées soudaines qui viennent doper votre créativité. Vous ressentez de l'enthousiasme et de l'indépendance pour aller de l'avant, et vous vous sentez connectée à vous-même et aux autres.

Pendant l'ovulation : je rayonne autour de moi !

Du jour 14 à 21 environ, en période de pleine lune si votre cycle est synchrone.

L'ovulation marque le début de la deuxième phase, durant laquelle l'endomètre devient de plus en plus gorgé de vaisseaux sanguins, en attente d'un œuf fécondé. Cette phase est dominée par Pitta. En effet, vous êtes dynamique et rayonnante. Vous vibrez d'une confiance en vous infaillible, qui vous donne envie d'aider les autres. Votre énergie est focalisée vers l'extérieur : vous recherchez le partage, la communion, le contact avec les autres et la

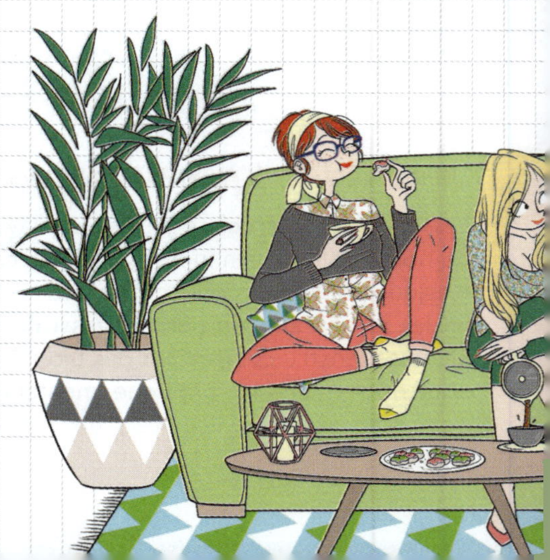

nature. Vous avez besoin de vous exprimer, aussi bien oralement que par la créativité. Sous la couette, vous êtes impulsive et enthousiaste, partante pour rattraper toutes les séances zappées de la phase précédente !

Juste avant les règles : je fais des montagnes russes émotionnelles !

Du jour 22 à 29 environ.

C'est une période charnière très intense où tout atteint son paroxysme. C'est une phase d'intériorisation, où la conscience retourne vers soi. Votre sensibilité émotionnelle est à son comble. Vos émotions sont sans nuance, vous voyez les choses soit tout en noir, soit tout en rose. Vous réagissez au quart de tour, sans prendre de recul, si bien que vous pouvez vous montrer intolérante et en colère envers les autres. Votre créativité est à la fois débordante et destructrice. Votre pulsion sexuelle se renforce, et votre pouvoir de séduction sur les hommes est magique. Vous vous faites des montagnes des difficultés de la vie quotidienne… Bref, ce sont les montagnes russes dans votre corps et dans votre tête, vous êtes comme une digue prête à céder ! Heureusement, l'arrivée des règles va débloquer tout ça !

Pendant les règles : je suis fragile

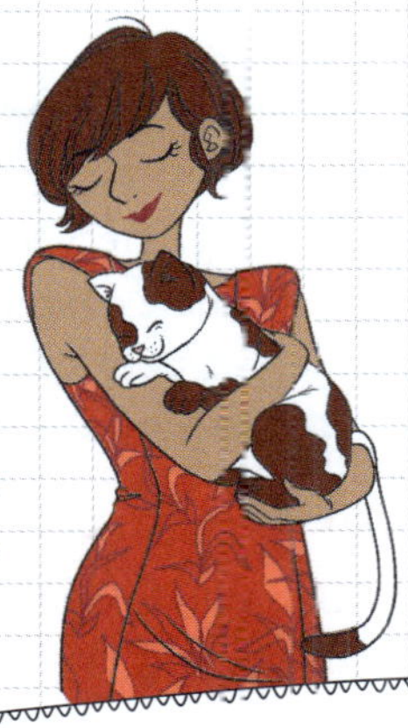

Du jour 1 à 5 environ, en période de nouvelle lune si votre cycle est synchrone.

En l'absence de fécondation, les règles arrivent. C'est une phase Vata en raison de la qualité mobile qui caractérise l'écoulement du sang. C'est une période de repli sur soi, un temps parfait pour cultiver son intuition et ses ressentis. Moment d'hibernation, comme une condition nécessaire au profond nettoyage en cours, avant de pouvoir réintégrer le monde. Vous vous sentez plus lente et détachée du quotidien. Vous parlez moins et êtes plutôt plongée dans vos pensées et vos rêveries, comme pour vous protéger, car vous êtes extrêmement sensible et vulnérable. Votre énergie physique est basse, car tout est monopolisé par cette détox. Les câlins avec votre amoureux sont tendres, ils expriment vos sentiments profonds. Vous avez besoin d'amour et de réconfort.

Il existe de nombreuses applications très bien faites pour étudier votre cycle, comme l'appli Flo pour marquer les dates des règles, vos humeurs, votre libido, vos pertes vaginales, vos envies de grignotage… Le but : créer un mapping de vos règles, mieux vous connaître, vous connecter à votre cycle et le rééquilibrer au besoin !

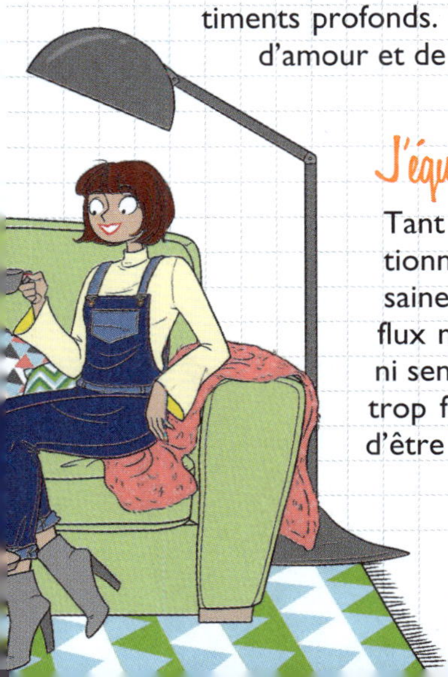

J'équilibre mon cycle

Tant que les doshas fonctionnent normalement, le cycle menstruel fonctionne de manière optimale et votre énergie féminine est équilibrée et saine. Observez votre cycle et votre flux, notez-les ! Selon l'ayurveda, un flux menstruel sain est de couleur rouge vif, il ne provoque ni douleur ni sensation de brûlure, il est de volume moyen, sans caillots, sans odeur trop forte. Si ce n'est pas le cas, cela signifie que votre cycle a besoin d'être rééquilibré !

Test : Mon cycle est-il déséquilibré ?

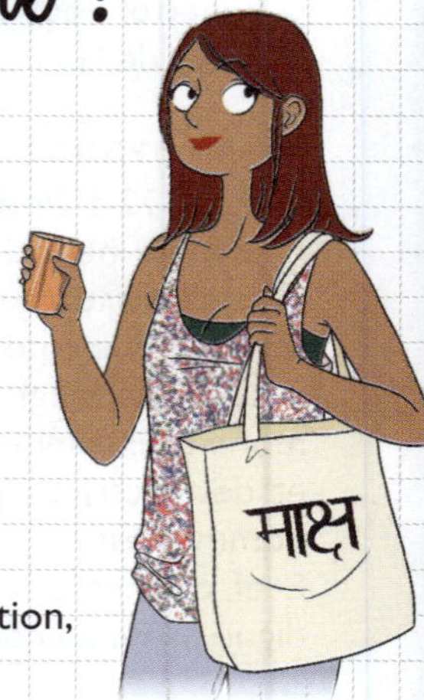

Pendant vos règles, vos douleurs ressemblent plutôt à :

- ■ Une douleur aiguë et spasmodique dans le bas du ventre, des crampes, des tensions dans le bas du dos.
- ◆ Une sensation de brûlure.
- ● Une douleur sourde et vous avez des démangeaisons dans LA zone en particulier.

Pendant vos règles, vous êtes souvent d'humeur :

- ■ Anxieuse, vous ressentez de la peur ou de la nervosité.
- ◆ Irritable, énervée et en colère.
- ● Déprimée, et vous avez tendance à manger pour calmer vos émotions (stress, tristesse, ennui), pour vous réconforter.

Vos règles se caractérisent par :

- ■ Un cycle irrégulier (plus de 30 jours), peu de volume, un flux sec, sans mucus, de couleur foncée, avec des caillots.
- ◆ Un cycle régulier plus court (22 jours environ), des règles durant 5-6 jours, avec un écoulement chaud et volumineux, rouge, d'une odeur persistante. Vous avez tendance aussi à transpirer davantage.
- ● Un cycle long (35 jours environ), un écoulement volumineux, jaunâtre, avec du mucus, lourd, long en durée.

Vous avez aussi les syndromes suivants :

- ■ Raideur dans le corps, fourmillements, constipation, insomnies, sécheresse vaginale.
- ◆ Inflammation (dans les articulations, acidité…), envies de sucre, augmentation de la température corporelle, maux de tête, douleurs dans les seins, acné, nausées, vomissements, diarrhée, éruptions cutanées.
- ● Gonflement, sentiment de lourdeur dans le bas du dos et dans les jambes, rétention d'eau, ballonnements, mycoses, maux de tête, sommeil plus lourd et long.

Faites les comptes !

■	◆	●

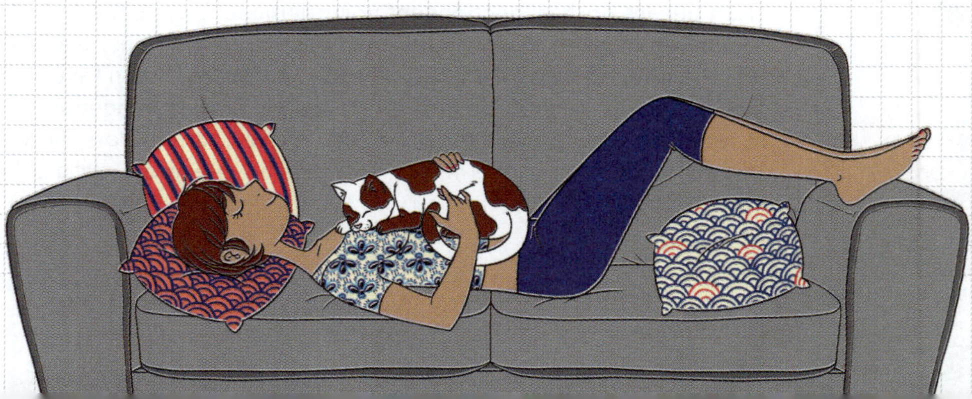

Vous avez une majorité de ■ : *Vous avez un déséquilibre de Vata.*

Ce qui va vous donner des règles souvent très douloureuses et irrégulières. Votre énergie féminine n'est pas au top de sa forme non plus. Il va falloir équilibrer tout ça ! Suivez le programme ci-dessous pour retrouver un cycle normal !

Vous avez une majorité de ◆ : *Vous avez un déséquilibre de Pitta.*

Pour vous, règles riment avec température d'ébullition, sueur, acné et migraines ! Pas top, hein ? Surtout quand la moindre chose vous fait sortir de vos gonds et vous transforme en tornade de cris, puis de pleurs. Votre énergie féminine a besoin de se régénérer car elle est un peu grillée par votre Pitta incandescent. Suivez le programme p. 84 pour retrouver un cycle normal !

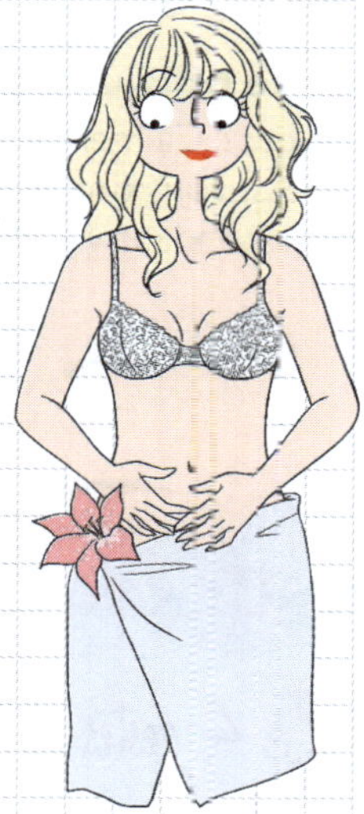

Vous avez une majorité de ● : *Vous avez un déséquilibre de Kapha.*

Pour vous, c'est œdèmes, ballonnement, léthargie et déprime. Juste envie vous terrer sous la couette avec des cookies ! Pas génial comme sentiment chaque mois, n'est-ce pas ? Et votre énergie féminine, au lieu de vous porter et vous alléger, s'encrasse et s'alourdit. Besoin de clarifier tout ça ! Suivez le programme p. 85 pour retrouver un cycle normal !

Les 4 gestes pour équilibrer un cycle Vata

Pour équilibrer votre cycle, nous allons augmenter les qualités lourdes, chaudes, stables, huileuses et liquides.

1 Je fais des enveloppements à l'huile de ricin

Quelques jours avant vos règles, quand vous sentez les stagnations dans votre bas-ventre commencer, faites des enveloppements à l'huile de ricin tous les jours jusqu'au début des règles. L'huile de ricin déloge les blocages et les stagnations provoqués par un Vata sec et a les qualités recherchées. Le but est de relâcher tout cela avant le début de vos règles. Appliquez de l'huile de ricin chauffée sur la zone du bas-ventre et des ovaires. Couvrez en enveloppant avec un tissu en coton et du film plastique. Puis placez une bouillotte sur le bandage et restez allongée pendant 30 min à 1 h.

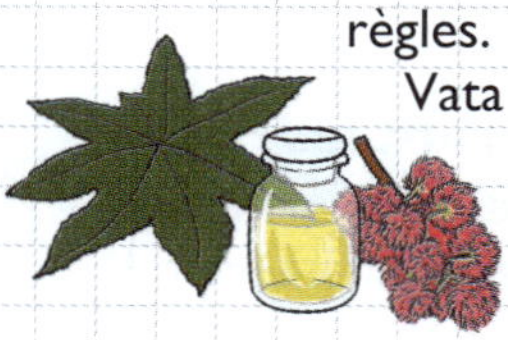

2 Je m'hydrate !

Avec de l'eau mais aussi des huiles. Augmentez un peu votre consommation d'huile avant et pendant vos règles, notamment le ghee, les huiles de lin et de chanvre.

3 Je fais une cure de gattilier (*Vitex agnus-castus*)

Prenez 2 à 3 g par jour, après les repas, pendant 3 mois.

Les graines de gattilier ont une saveur piquante. Elles sont très utiles pour traiter les problèmes prémenstruels, les règles difficiles, les fibromes, les maux de tête d'origine hormonale, la rétention d'eau, l'acné, les affections cutanées, les irrégularités menstruelles… C'est le meilleur régulateur végétal de la progestérone en cas de diminution du taux d'œstrogènes, lors de l'arrêt de la pilule par exemple, car il rétablit le cycle normal d'ovulation. Contre-indications : ne l'utilisez pas si vous avez beaucoup d'inflammations, un Pitta élevé.

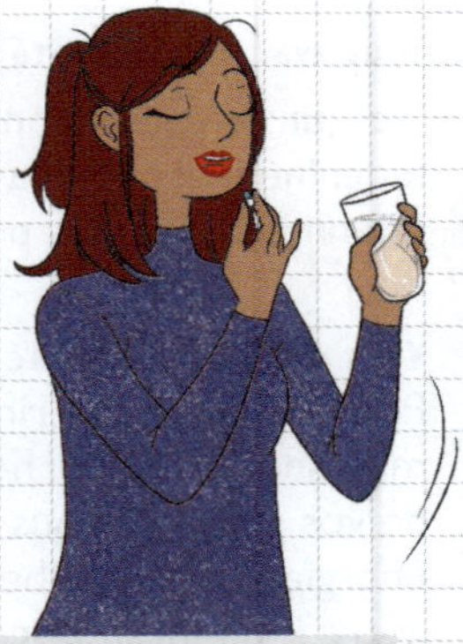

4 Je bois une tisane spéciale cycle Vata

Le but? Calmer le Vata en déséquilibre pendant vos règles qui crée du stress, vous donne des crampes et vous fatigue. Prenez-la le soir au coucher pendant vos règles.

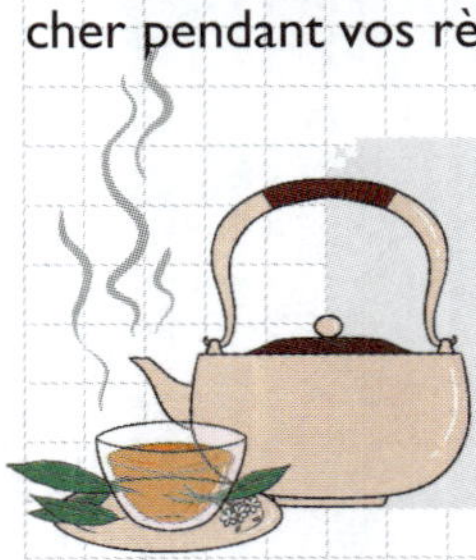

Tisane cycle Vata (pour 4 tasses)

Dans une casserole, portez à ébullition 4 tasses d'eau, 1 petit morceau de gingembre frais râpé, 1 c. à s. de passiflore, 1 c. à s. de racine de guimauve et 4 à 5 gousses de cardamome. Baissez le feu au minimum, ajoutez 1 pincée de réglisse en poudre et couvrez pendant 5 min. Coupez le feu et laissez infuser encore 5 min avant de filtrer et de savourer !

Les 4 gestes pour équilibrer un cycle Pitta

Pour équilibrer votre cycle, nous allons augmenter les qualités fraîches, douces et moelleuses, et ce pendant vos règles.

1 Je me fais des abhyangas (p. 45) à l'huile de coco

Ajoutez quelques gouttes d'huile de bois de santal pour vous masser les seins en douceur s'ils sont sensibles et douloureux. Rincez-vous à l'eau tiède.

2 Je ralentis

Tant que le déséquilibre n'est pas réglé, en particulier pendant vos règles, évitez le soleil et les activités physiques trop intenses. Faites plutôt du yoga doux, de la méditation et prenez soin de vous, de votre peau, pour calmer votre irritabilité.

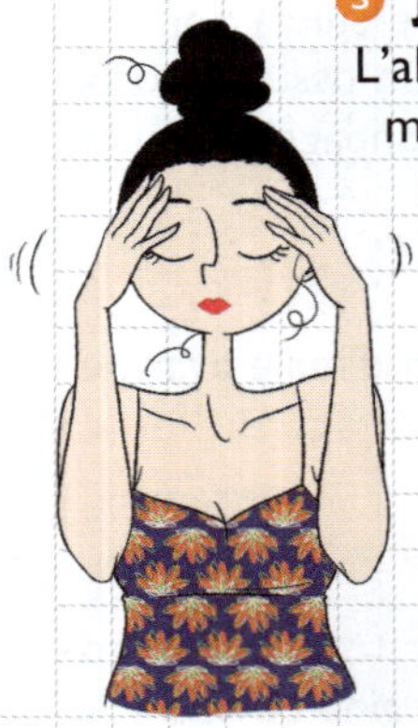

3 Je bois une tisane d'alchémille, 4 fois par jour durant les règles

L'alchémille (*Alchemilla vulgaris*) est parfaite pour traiter les dysfonctionnements des cycles Pitta. Elle est astringente et arrête le flux excessif pendant la menstruation ou les saignements à d'autres moments du cycle. Elle est également efficace pour traiter les mycoses vaginales en douche vaginale avec l'infusion de la plante. Pour les saignements internes excessifs ou les diarrhées, vous pouvez la prendre aussi en infusion avant les repas. Cependant, elle est aggravante pour Vata et doit être évitée pour les femmes enceintes.

4 Je prends du gel d'aloe vera

Prenez 1 c. à s. 3 fois par jour, 30 min avant chaque repas durant les règles pour réduire les inflammations (acné).

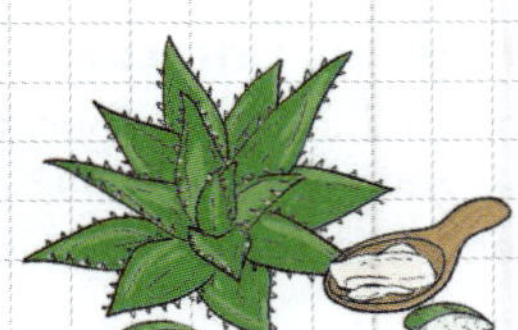

Les 5 gestes pour équilibrer un cycle Kapha

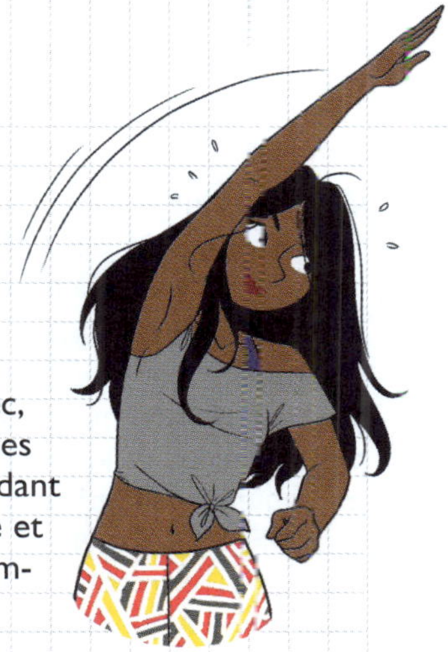

Pour équilibrer votre cycle, nous allons augmenter les qualités légères, fluides, sèches, chaudes et mobiles.

❶ J'adopte un lifestyle anti-Kapha au quotidien

Adoptez une alimentation pacifiante pour Kapha. Mangez chaud, sec, léger et épicé ! Évitez les laitages, les protéines animales et les huiles lourdes, et consommez du miel. En général, vous mangez moins pendant vos règles car tout votre organisme est déjà au ralenti. Restez active et faites du sport tous les jours pour activer les systèmes sanguin et lymphatique. Pratiquez aussi du yoga anti-Kapha (voir p. 60).

❷ Je fais des enveloppements à l'huile de ricin (voir p. 83)

Avant vos règles, appliquez l'huile chaude sur le bas-ventre ou le bas du dos (lombaires, sacrum) pour diminuer les stagnations et la raideur.

❸ Je me brosse à sec

À l'aide d'une brosse ou d'un gant exfoliant, brossez-vous pendant 5 à 10 minutes sur tout le corps avant la douche. La friction augmente la température et redonne du mouvement à la circulation stagnante durant vos règles.

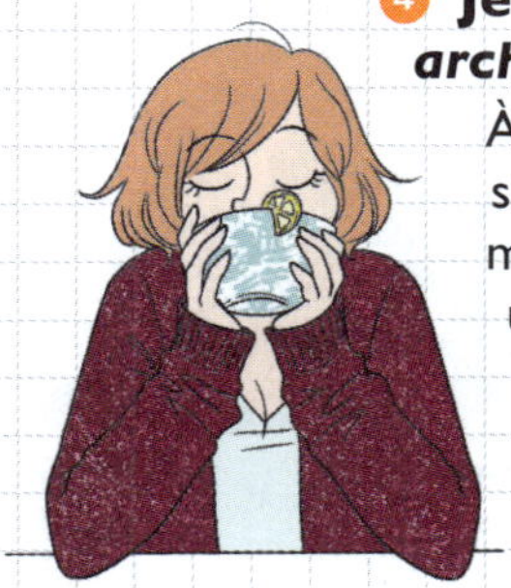

❹ Je bois de la tisane de racines d'angélique officinale (*Angelica archangelica*)

À boire 3 à 4 fois par jour pendant 2 ou 3 mois avec un peu de lait végétal si vous le souhaitez. L'angélique est connue pour traiter les irrégularités menstruelles Vata et Kapha. Elle peut aggraver les femmes Pitta si elle est utilisée seule longtemps, mais elle constitue un remède efficace pour les problèmes d'aménorrhée, douleurs prémenstruelles ou crampes pendant les règles, anémie, céphalées… Elle est contre-indiquée pour les personnes ayant du diabète, de l'hypertension, ou pour les femmes enceintes.

❺ Je bois des tisanes diurétiques en journée

Racines de pissenlit, reine-des-prés ou racines de bardane. Au choix selon votre goût, des plantes pour éliminer votre excès d'eau. À boire 3 à 4 fois par jour pendant vos règles.

Je restaure l'harmonie en moi et dans le monde

Notre pouvoir de femme nous donne la capacité de recycler toutes les émotions de la Terre en joie et félicité, pour nous et pour le monde. C'est le travail des femmes qui méditent et œuvrent pour le monde depuis la nuit des temps. C'est le pouvoir inné de votre énergie féminine, que vous devez comprendre, respecter et invoquer au quotidien, pour nourrir votre santé et votre paix intérieure, restaurer l'amour dans votre cœur. Il est donc important de vous reconnecter à cette énergie féminine et de la cultiver.

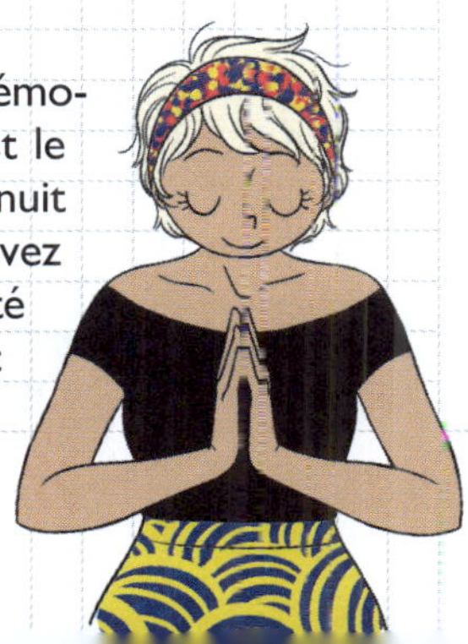

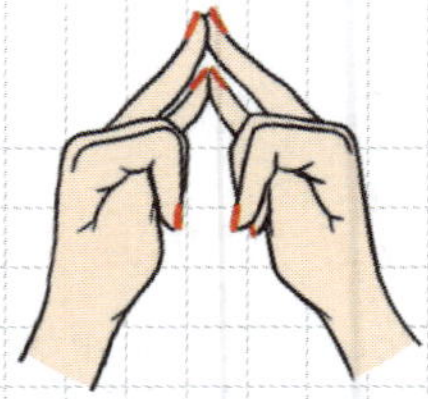

Ma méditation de l'énergie féminine

Ouvrez-vous à votre féminin sacré grâce à cette méditation ! Vous allez vous concentrer sur votre corps de femme, prendre pleinement contact avec votre féminité pour vous harmoniser.

Comment ça marche ? Vous allez utiliser le shakti mudra pendant votre méditation. Un mudra est une posture de la main, comme une clé. Le geste porte un symbole, et les cinq doigts, qui correspondent aux cinq éléments, ont une fonction énergétique. On connaît souvent les mudras de la méditation, index et pouce joints, paumes vers le ciel, par exemple. Le shakti mudra est le mudra de l'harmonie féminine, en raison de sa forme de vagin inversé. En énergétique, les deux doigts levés correspondent aux qualités féminines (ancrage, nutrition). Pendant la méditation, la mobilisation du périnée correspond à la sexualité. La méditation du mudra shakti soulage les troubles menstruels (et donc équilibre votre énergie féminine), contribue à régénérer l'énergie physique et mentale, calme l'esprit et le système nerveux.

Comment faire ? Joignez les petits doigts et les annulaires des deux mains. Pliez les majeurs et les index sur les pouces, eux-mêmes repliés sur les paumes. Tout en faisant ce mudra, commencez à respirer en allongeant votre expiration et en engageant votre muscle pelvien (muscle « stop pipi »). Méditez pendant 5 à 10 min en prêtant attention à votre respiration et en vous focalisant sur votre périnée.

Cup ou pas cup ?

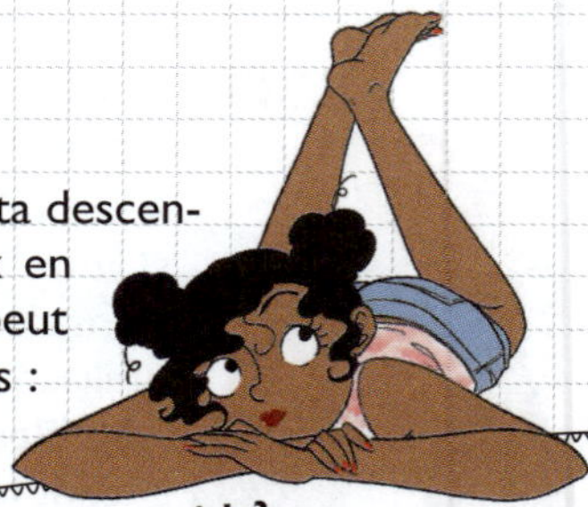

Selon l'ayurveda, les règles correspondent à un mouvement Vata descendant, ce qui entraîne l'écoulement de sang. Perturber ce flux en le bloquant par une cup ou un tampon n'est pas bon, et cela peut même aggraver les déséquilibres Vata ou Kapha. Conséquences : les femmes portant des tampons expérimentent ballonnements, crampes ou gaz, par exemple. Le mieux est donc d'utiliser des serviettes hygiéniques jetables en coton naturel et biologique, ou mieux, en version zéro déchet, des serviettes en tissu réutilisables. Ainsi, rien n'entre dans le vagin, et le mouvement n'est pas perturbé.

Et pour les fit-girls ?
Pour le voyage, le sport ou la piscine, la meilleure alternative reste la cup. Elle est certes dans votre vagin, mais elle est biologique, écologique et vous apprend à prendre conscience de votre flux.

Quelle que soit la protection utilisée, notez bien toutes vos observations. Là encore, mieux comprendre vos cycles (par le volume de vos flux, vos émotions…) vous aidera à vous connecter à vous-même et à votre féminité !

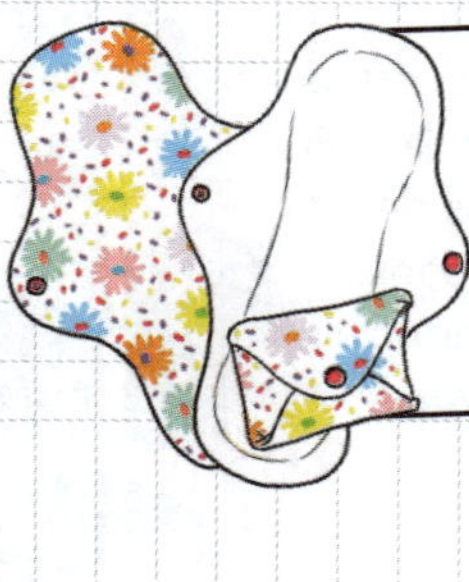

Vive la serviette lavable !
Elle a plein d'avantages ! Elle ne provoque pas d'allergies par des parfums de synthèse ou un blanchiment au chlore. Elle a une forme super adaptée avec ses pressions (bye bye, les bandes collantes jamais tout à fait en place !). Elle est facile à utiliser (je mets, je plie et je lave à 30/40 °C) mais se change plus souvent. 10 à 15 serviettes suffisent pour 5 ans ! En bonus, elle est plutôt mimi quand elle se décline en design kawaii. Mes quatre marques françaises bio chouchou : Les Tendances d'Emma, Plim, Lulu Nature et Dans ma culotte.

Je me sens belle !

Vous reconnecter avec votre nature de femme, c'est vous connecter profondément à votre corps de femme. Accordez-lui de l'attention, aimez-le, rendez-lui hommage, vous êtes une déesse ! Pour cela, rien de tel que prendre soin de vous et de votre beauté naturelle au quotidien. Pas besoin de make-up ni d'être à la pointe de la dernière collection printemps-été de la Fashion week ici, il s'agit de vous accepter et de vous aimer au naturel. Et pour cela, l'ayurveda a les meilleures recettes de beauté du monde. Feel beautiful !

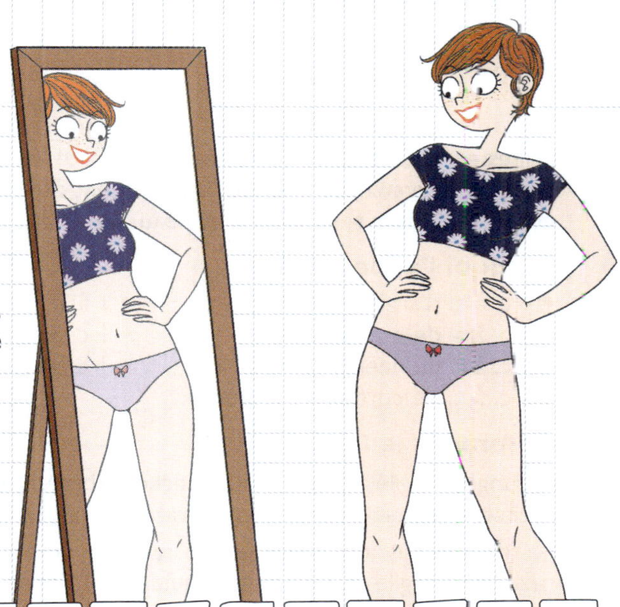

Miroir, mon beau miroir…

Rituel quotidien : prenez le temps chaque matin pendant 3 à 5 minutes de vous regarder dans le miroir, nue ou en sous-vêtements, sans jugement, sans critique, juste en vous envoyant de l'amour. Vous êtes ce que vous projetez autour de vous. Vous sentir bien dans votre corps commence par le mental : vous devez vous accepter, vous sentir belle, et cela se percevra à l'extérieur !

Les petits rituels, répétés chaque jour, modifient le cerveau et changent efficacement notre état d'esprit. Pour vous trouver belle après des années à vous dénigrer, aidez-vous avec un mantra à répéter pendant vos rituels. Répétez-vous « Je me sens belle et je m'accepte », ou un autre mantra qui vous plaît.

Mon mantra à moi :

....

....

Je prends soin de moi

Pause cocooning ! Ici vous allez apprendre des gestes de beauté. Plus que des gestes de soin, il s'agit de rituels dans lesquels il faut mettre l'intention de se reconnecter à soi-même, de s'accepter, de s'aimer et de se chérir. La force des rituels vient de l'intention qu'on leur donne : la vôtre ici est de prendre soin de votre féminité.

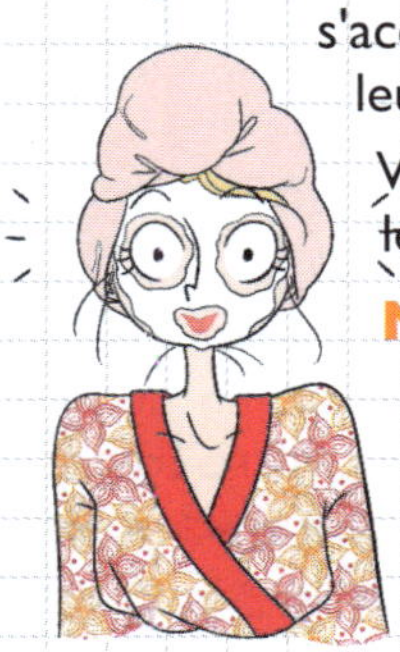

Vous allez rayonner de la tête aux pieds avec ces recettes DIY naturelles pour le quotidien, qui vont chouchouter votre visage, votre corps et vos cheveux !

Masque visage radieux

Ce masque est bourré de super ingrédients pour la peau ! Des antioxydants qui ralentissent le vieillissement cellulaire, du curcuma qui exfolie et traite les maladies inflammatoires de la peau (acné, sécheresse cutanée, psoriasis, eczéma), réduit la pigmentation et tonifie la peau. Le neem (margousier) tue les bactéries et décongestionne la peau sans l'assécher grâce à sa richesse en vitamine E et en acides gras. Le brahmi (hysope d'eau) traite les problèmes de peau mais calme également le système nerveux. Le miel et l'argile aident à éliminer les impuretés, guérir les imperfections, éclaircir et lisser la surface de la peau.

De quoi j'ai besoin ?

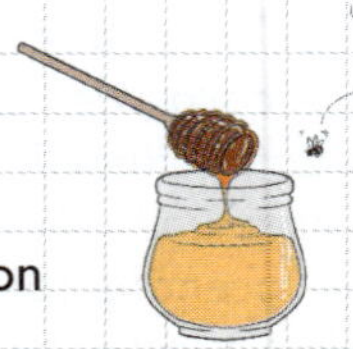

- 1 c. à s. d'argile rose
- 1 c. à s. de brahmi
- 1 c. à s. de neem
- 1 c. à c. de curcuma (facultatif)
- 1 à 2 c. à s. d'eau de source
- 1 c. à s. d'huile d'amande
- 1 c. à c. de miel ou de jus de citron

Comment je fais ?

Mélangez l'argile avec les herbes séchées (brahmi, neem et curcuma) et stockez-les dans un petit récipient en verre. Ainsi, la préparation sera plus rapide lorsque vous aurez besoin de l'utiliser.

Nettoyez-vous le visage avec un savon ayurvédique sans savon. Prenez environ 1 c. à s. du mélange d'argile et ajoutez les liquides pour former une pâte. En évitant les yeux et les lèvres, appliquez le masque sur le visage, en massant doucement pendant 1 à 2 min.

Laissez poser le masque pendant 20 min, jusqu'à ce qu'il sèche. Puis rincez à l'eau tiède, séchez votre visage et hydratez avec votre crème classique ou de l'huile d'amande douce.

À quelle fréquence ? 2 fois par semaine, avec plus d'huile pour les peaux sèches.

Gommage corps pour peau rayonnante

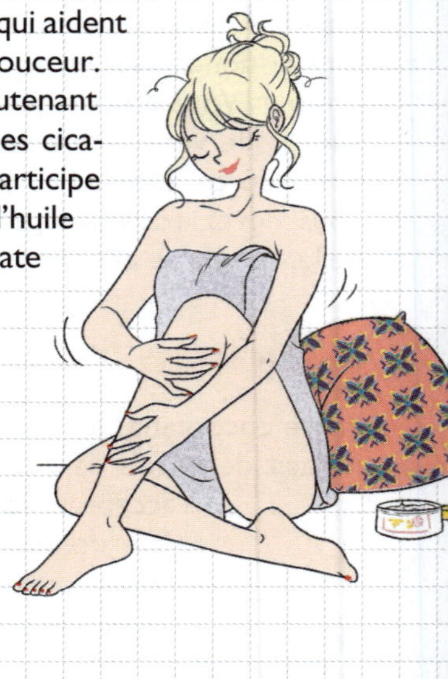

Ce gommage pour le corps à base de sel marin est riche en minéraux qui aident à garder la peau jeune et saine. Le sel et le bicarbonate exfolient en douceur. Les mouvements de friction augmentent la circulation sanguine, soutenant ainsi l'élimination de toxines, affinant le grain de peau et réduisant les cicatrices. Les cellules mortes de l'épiderme sont ainsi éliminées, ce qui participe à la régénérescence des cellules tout en purifiant la peau. Grâce à l'huile d'olive, la peau est aussi nourrie. Ce gommage au sel et au bicarbonate est donc idéal pour régénérer la peau et la purifier en profondeur !

De quoi j'ai besoin ?

- 1 tasse de sel de mer
- ½ tasse d'huile d'olive
- ½ tasse de bicarbonate de soude
- 5 à 15 gouttes d'une huile essentielle de votre choix (lavande aspic, ylang-ylang, tea tree : 3 huiles traitant les problèmes de peau). Choisissez celle dont l'odeur vous plaît !

Comment je fais ?

Mélangez tous les ingrédients jusqu'à obtenir une pâte grossière. Sans nettoyer votre peau, appliquez-la à sec. Avec les doigts, massez lentement et doucement, en petits mouvements circulaires. Prenez 5 à 10 min pour exfolier tout votre corps, en passant 1 à 2 min sur chaque partie. Rincez à l'eau tiède et hydratez-vous bien ensuite avec un lait.

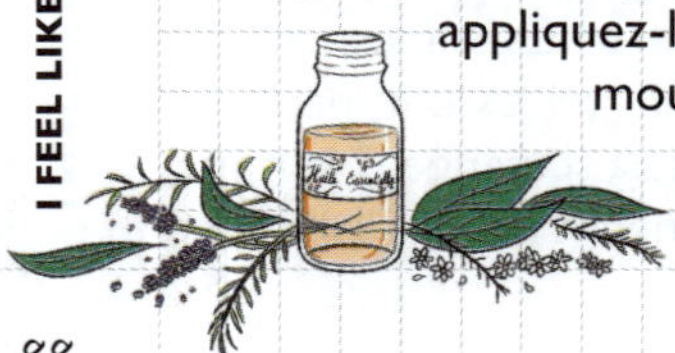

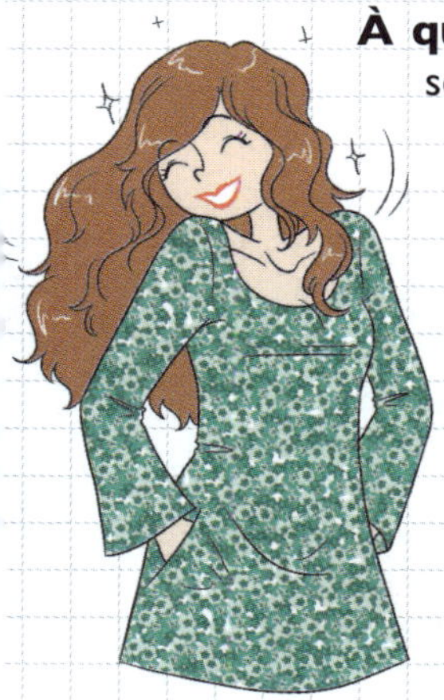

À quelle fréquence ? 1 fois par semaine pour les peaux sèches, 2 fois par semaine pour les peaux normales et 3 fois par semaine pour les peaux grasses.

Masque crinière de déesse

Ce masque est magique ! Non seulement il booste la pousse des cheveux, mais il nourrit et fait briller ! En effet, le romarin dilate les vaisseaux sanguins et stimule la division cellulaire, ce qui favorise la pousse de nouveaux cheveux. De plus, il freine la chute des cheveux, lutte contre les pellicules et empêche les pointes fourchues. L'huile de menthe poivrée booste la pousse des cheveux en stimulant la circulation sanguine du cuir chevelu pour nourrir les follicules à la racine. Enfin, l'huile essentielle d'ylang-ylang parfume, mais en plus elle redonne un vrai éclat aux cheveux ternes. Avec elle, vos longueurs vont briller ! Un must have dans votre salle de bains !

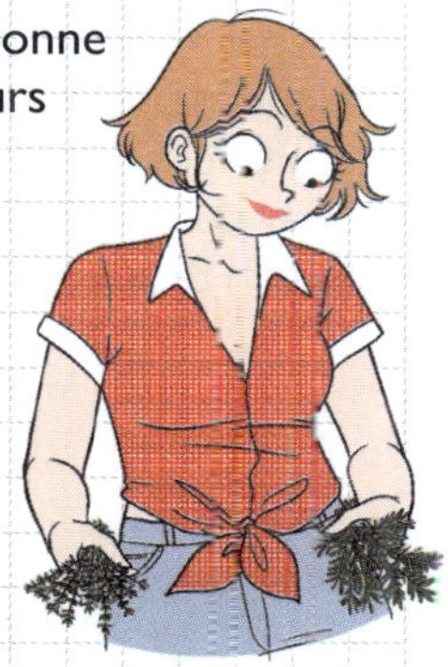

De quoi j'ai besoin ?

- 25 cl d'huile d'olive
- 1 tasse de 25 cl de romarin frais
- 1 bocal de 75 cl en verre, à large ouverture, avec un couvercle en liège
- 20 gouttes d'huile essentielle d'ylang-ylang
- 20 gouttes d'huile essentielle de menthe poivrée

Comment je fais ?

1 La préparation

Placez les feuilles de romarin légèrement écrasées au préalable (à l'aide d'un pilon de bois ou d'un rouleau à pâtisserie) dans un sac plastique et fermez-le (cela permet à l'huile de s'extraire des parties aériennes de la plante). Placez le romarin dans le bocal avec l'huile d'olive.

Réservez le bocal dans un lieu tiède à l'abri du soleil direct pendant 48 h. Peu à peu, les plantes vont libérer leurs arômes. Filtrez le macérat de romarin à l'aide d'une gaze de coton, et transférez dans une bouteille de verre teinté. Ajoutez les huiles essentielles d'ylang-ylang et de menthe poivrée.

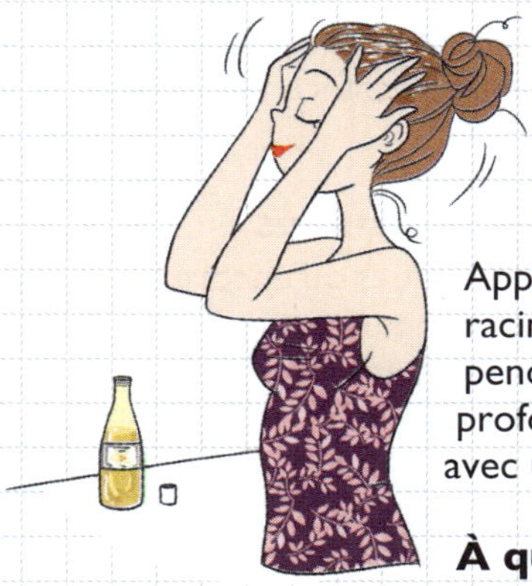

2 L'application

Appliquez le macérat huileux dans les cheveux en massant bien les racines. Enroulez vos cheveux en un joli bun, et laissez agir le masque pendant 30 min. Vous pouvez même dormir avec pour nourrir plus en profondeur ! Rincez-vous bien à l'eau tiède et lavez-vous les cheveux avec un shampoing naturel.

À quelle fréquence ? 1 fois par semaine.

Je cultive mes émotions de femme

L'essence de la féminité est la créativité, la générosité, l'amour, l'empathie, l'harmonie, l'altruisme… Or la société occidentale des derniers siècles a poussé les femmes à s'isoler et à se comparer, au lieu de se réunir et de s'épauler. Les femmes doivent être fortes sur tous les fronts ! Dans leurs études, au travail, dans leur famille ; place à la femme plus ambitieuse, affirmée, leader… En tant que femmes, nous nous devons d'être fortes, compétitives, toujours au top de notre forme. Ce n'est ni bien, ni mal, c'est juste ainsi. Cependant, cela crée un déséquilibre profond dans le cœur et dans la nature même des femmes, qui poussent leur masculinité aux dépens de leur féminité.

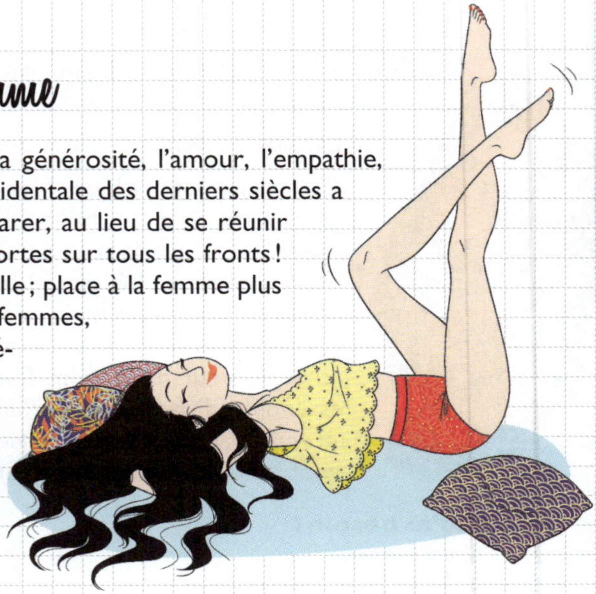

Je me reconnecte à ma féminité sacrée

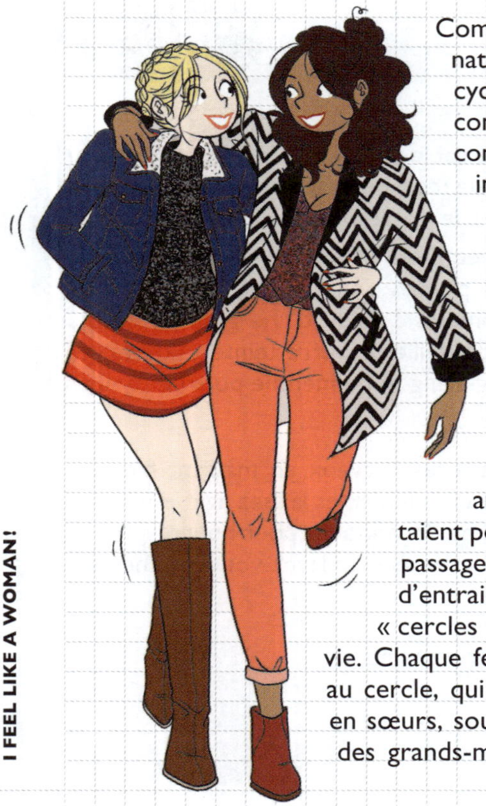

Comment se reconnecter aux émotions féminines, à notre nature de femme ? En revenant à soi, certes, grâce aux cycles, à la beauté, aux émotions, mais aussi grâce à la connexion aux autres femmes. Stop à la compétition et à la comparaison, nous avons chacune une beauté différente et incomparable, et nous pouvons travailler ensemble : il est temps de se reconnaître en tant que sœurs. Ces liens de sororité nous soutiennent et nous font grandir. Les autres femmes nous ouvrent à toutes les dimensions de notre féminité, elles nous guident et nous transmettent les valeurs de la puissance féminine.

Les cercles de femmes

La tradition des cercles de femmes

Dans les traditions celtes, chamaniques ou encore amérindiennes, des cercles de femmes existaient pour initier les jeunes filles en célébrant leur passage à la vie de femme. C'était aussi des lieux d'entraide et d'échanges entre femmes. Ces « cercles de femmes » étaient un vrai mode de vie. Chaque femme recevait ce lien d'appartenance au cercle, qui se transmettait de mères en filles, en sœurs, sous la bienveillance et la sagesse des grands-mères. Elles échangeaient leurs

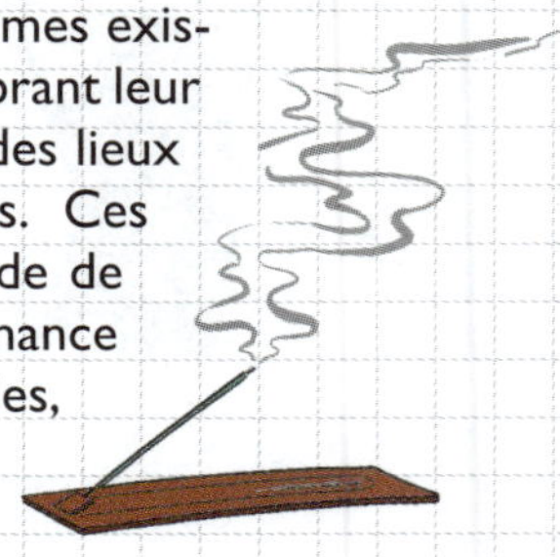

connaissances techniques (sur les herbes, l'accouchement, etc.), leur sagesse (prendre soin des autres, suivre son instinct, accueillir et partager, accompagner les naissances comme les décès, honorer les anciens...), conscientes de leur pouvoir de création, de transformation et de leur rôle de passeuses dans la communauté.

Les cercles de femmes aujourd'hui

Les temps sont très différents, mais nos cœurs et nos corps de femme sont toujours les mêmes : des instruments puissants et précieux, accordés pour entendre et recevoir cette sagesse ancestrale intuitive. Oubliés pendant un temps, les cercles de femmes font leur come-back sous diverses formes (les groupes auto-entrepreneurs féminins, les groupes sportifs féminins... Tant de rassemblements dont le but est de nous ressouder toutes ensemble !), mais ils reviennent aussi sous une forme traditionnelle et se développent un peu partout. Des réseaux comme Global Sisterhood se mettent en place pour restaurer cette sororité sacrée. C'est l'occasion de se rencontrer pour discuter (de l'énergie féminine, de la place des femmes, de la sexualité, mais aussi des soucis du quotidien pour trouver un appui), pour partager quelques rites autour de la féminité (méditation, danse, chant, pratiques énergétiques...). Vous aussi pouvez initier cela avec vos amies et leurs amies, en les invitant à une soirée d'échanges potluck pour discuter de tous vos tracas féminins. Une petite étincelle suffit pour lancer un brasier !

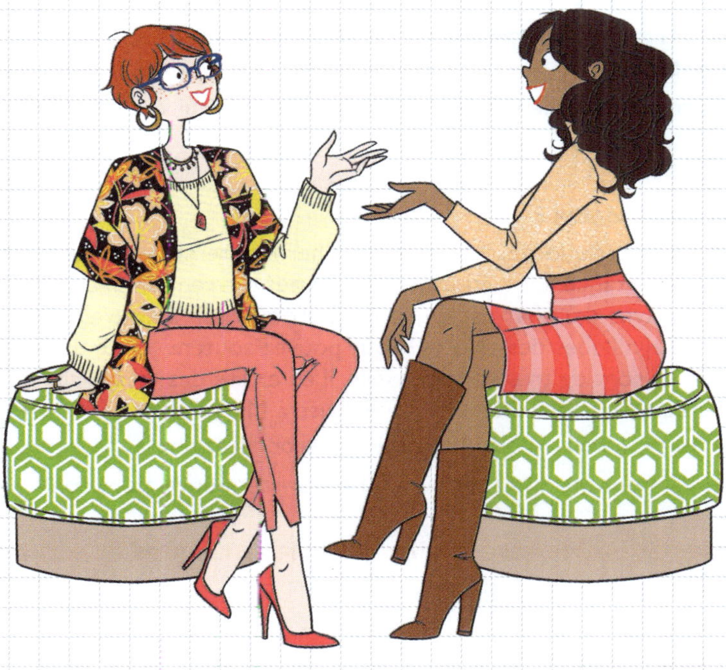

Carnet d'adresses

L'auteure

Mon site Hello Ayurveda : http://www.hello-ayurveda.com/hello-ayurveda-fr.html

Globe-trotteuse, je fais des consultations en ayurveda, massages et traitements ayurvédiques à Paris, Marseille, Berlin… J'organise des ateliers et des retraites d'ayurveda et de bien-être (cures de saison, escape yoga wellness), des ateliers en entreprise et des cours de cuisine végétarienne. Renseignez-vous sur la rubrique « Hello events » du site.

Suivez plus de programmes ayurvédiques sur mon appli AyuHealthy !

Contactez-moi : eloise.ayurveda@gmail.com

Mon Instagram : https://www.instagram.com/hello_ayurveda/?hl=en

Phytothérapie

Les plantes ayurvédiques :

- Thulasi : une super boutique ayurvédique, un petit havre de bien-être avec plein de plantes en poudre, de tisanes, de savons pour la peau, d'huiles, d'argile pour les masques…
  58, passage Brady, Paris 10e
- Sentier Nature, la gamme ayurvédique en gélules, sur Internet :
  www.sentier-nature.fr
- Brin d'herbe, site internet membre d'Ayurveda en France qui vend des plantes ayurvédiques, huiles…
  www.brin-d-herbe.fr

Pour les plantes locales :

- Dans votre herboristerie locale. Les métiers d'herboriste et de conseiller en herboristerie font leur retour en France. De petites herboristeries ouvrent un peu partout, parfois seules ou en partenariat avec des pharmacies. Le but : promouvoir à nouveau le savoir et les effets thérapeutiques magnifiques des plantes. Vous pouvez soutenir cette démarche en vous rapprochant d'eux. Ils sont de très bons conseils. Il en existe des très anciennes, comme l'Herboristerie du Palais-Royal à Paris ou le Père Blaise à Marseille.
  Renseignez-vous : www.viva-vous.net/services/herboristes.php
- Herboristerie Valmont, sur Internet : www.herboristerieduvalmont.com

Poudres, huiles et huiles essentielles pour les masques et scrubs

Aromazone : https://www.aroma-zone.com/

Épices et alimentation

Allez en magasins bio ou faites votre marché local !

Bibliographie

- *Ayurveda : science de l'autoguérison*, Dr Vasant Lad, Guy Trédaniel, 2000.
- *Prakriti : votre constitution ayurvédique*, Dr Robert E. Svoboda, Turiya, 2005.
- *La Santé par l'ayurveda : guide pratique des thérapies ayurvédiques*, Dr David Frawley, Turiya, 2003.
- *Dravyaguna pour les Occidentaux*, Vaidya Atreya Smith, 2013.
- *Women's Power to Heal*, Maya Tiwari, Mother OM Media, 2011.
- *Ayurveda : a Life of Balance*, Maya Tiwari, Healing Arts Press, 1994.
- *Ayurveda and Marma therapy*, Dr David Frawley, Lotus Press, 2003.
- *Ayurvedic healing for women*, Vaidya Atreya Smith, Lotus Press, 2008.
- *The Ayurvedic Encyclopedia*, Swami Sada Shiva Tirtha, Ayurveda Holistic Center Press, 2007.
- The Six Systems of Indian Philosophy. Max Müller, Hansebooks, 2017.
- www.joyfulbelly.com
- Articles de *Banyan Botanicals* (anglais)

Remerciements
Tout d'abord un grand merci à l'ayurveda, qui reste la pierre angulaire de ma vie, à mes divers professeurs passés et futurs, aux praticiens que je rencontre et avec qui j'adore échanger, à ces projets magnifiques qui continuent d'arriver dans ma vie.
Merci à mes amis et à ma famille pour leur soutien. Et un énorme merci à Gwladys Greusard pour m'avoir proposé ce super projet et m'avoir accompagnée durant toute son écriture.

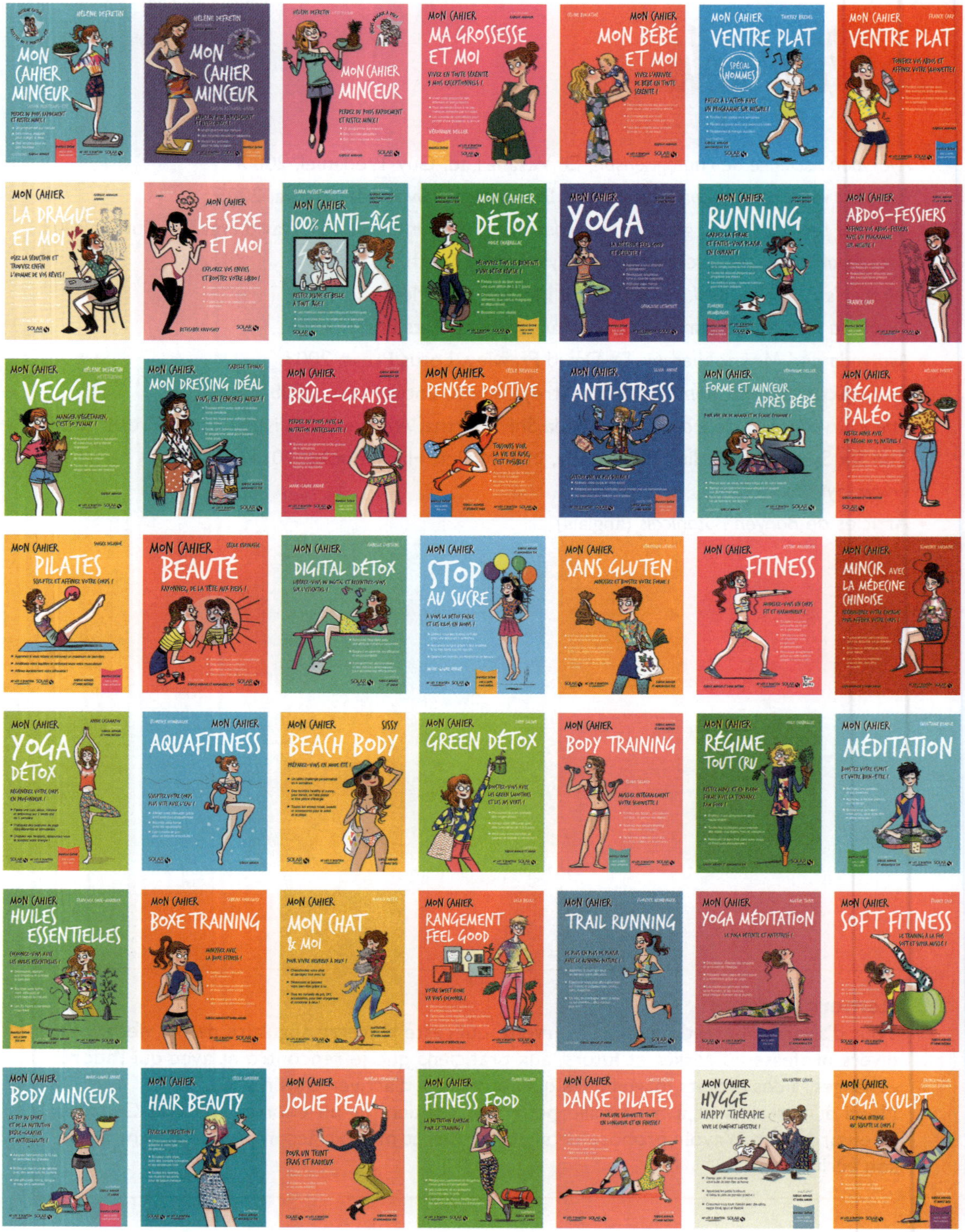

Mon cahier minceur
Mon cahier minceur
Mon cahier minceur
Mon cahier Ma grossesse et moi
Mon cahier Mon bébé et moi
Mon cahier Ventre plat
Spécial hommes
Mon cahier Ventre plat
Mon cahier La drague et moi
Mon cahier Le sexe et moi
Mon cahier 100% anti-âge
Mon cahier Détox
Mon cahier Yoga
Mon cahier Running
Mon cahier Abdos-fessiers
Mon cahier Veggie
Mon cahier Mon dressing idéal
Mon cahier Brûle-graisse
Mon cahier Pensée positive
Mon cahier Anti-stress
Mon cahier Forme et minceur après bébé
Mon cahier Régime paléo
Mon cahier Pilates
Mon cahier Beauté
Mon cahier Digital détox
Mon cahier Stop au sucre
Mon cahier Sans gluten
Mon cahier Fitness
Mon cahier Mincir avec la médecine chinoise
Mon cahier Yoga détox
Mon cahier Aquafitness
Mon cahier Beach body
Mon cahier Green détox
Mon cahier Body training
Mon cahier Régime tout cru
Mon cahier Méditation
Mon cahier Huiles essentielles
Mon cahier Boxe training
Mon cahier Mon chat & moi
Mon cahier Rangement feel good
Mon cahier Trail running
Mon cahier Yoga méditation
Mon cahier Soft fitness
Mon cahier Body minceur
Mon cahier Hair beauty
Mon cahier Jolie peau
Mon cahier Fitness food
Mon cahier Danse pilates
Mon cahier Hygge
Happy thérapie
Mon cahier Yoga sculpt

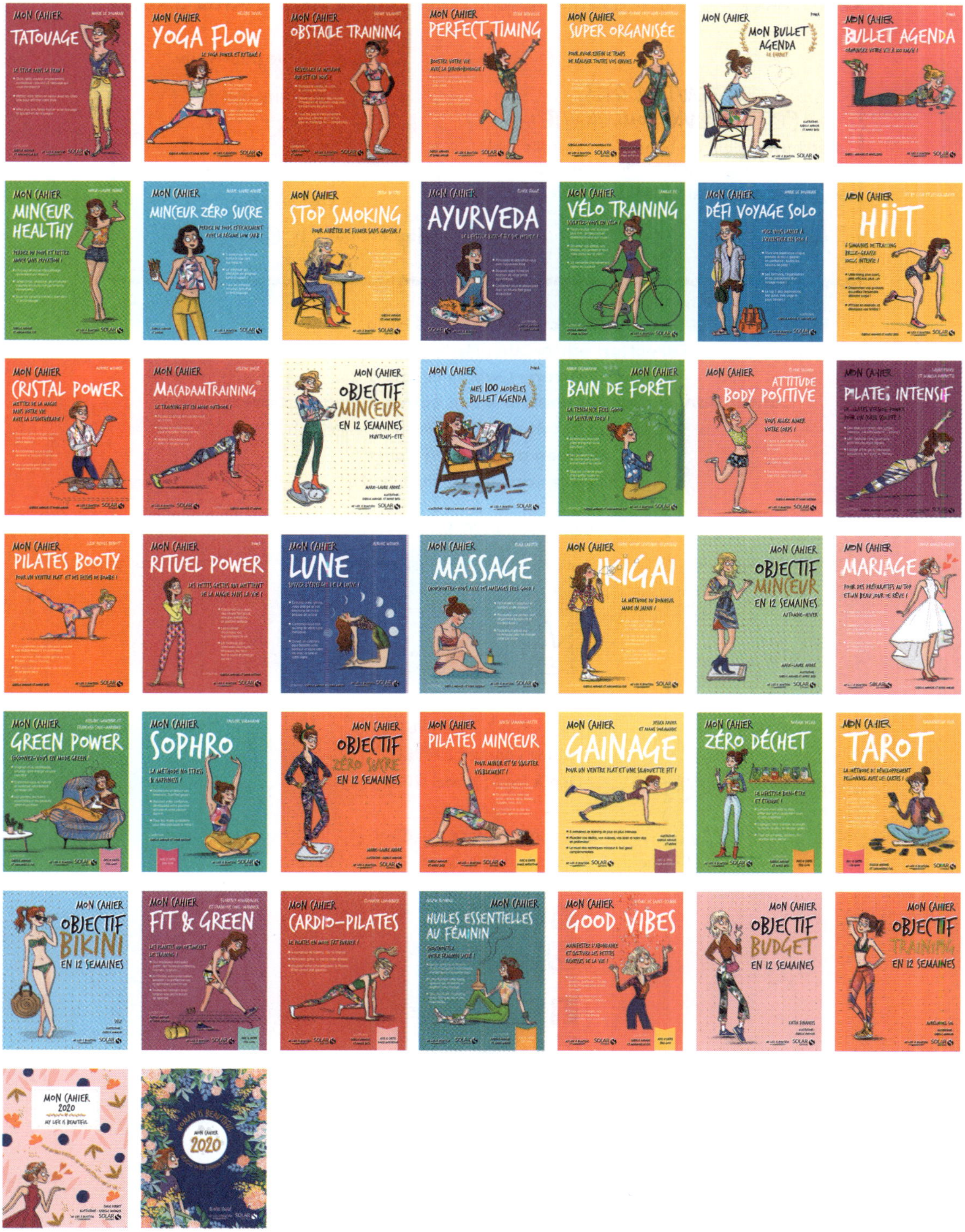

MON CAHIER TATOUAGE
MON CAHIER YOGA FLOW
MON CAHIER OBSTACLE TRAINING
MON CAHIER PERFECT TIMING
MON CAHIER SUPER ORGANISÉE
MON BULLET AGENDA
MON CAHIER BULLET AGENDA
MON CAHIER MINCEUR HEALTHY
MON CAHIER MINCEUR ZÉRO SUCRE
MON CAHIER STOP SMOKING
MON CAHIER AYURVEDA
MON CAHIER VÉLO TRAINING
MON CAHIER DÉFI VOYAGE SOLO
MON CAHIER HIIT
MON CAHIER CRISTAL POWER
MON CAHIER MACADAMTRAINING
MON CAHIER OBJECTIF MINCEUR EN 12 SEMAINES
MON CAHIER MES 100 MODÈLES BULLET AGENDA
MON CAHIER BAIN DE FORÊT
MON CAHIER ATTITUDE BODY POSITIVE
MON CAHIER PILATES INTENSIF
MON CAHIER PILATES BOOTY
MON CAHIER RITUEL POWER
MON CAHIER LUNE
MON CAHIER MASSAGE
MON CAHIER IKIGAI
MON CAHIER OBJECTIF MINCEUR EN 12 SEMAINES
MON CAHIER MARIAGE
MON CAHIER GREEN POWER
MON CAHIER SOPHRO
MON CAHIER OBJECTIF ZÉRO SUCRE EN 12 SEMAINES
MON CAHIER PILATES MINCEUR
MON CAHIER GAINAGE
MON CAHIER ZÉRO DÉCHET
MON CAHIER TAROT
MON CAHIER OBJECTIF BIKINI EN 12 SEMAINES
MON CAHIER FIT & GREEN
MON CAHIER CARDIO-PILATES
MON CAHIER HUILES ESSENTIELLES AU FÉMININ
MON CAHIER GOOD VIBES
MON CAHIER OBJECTIF BUDGET EN 12 SEMAINES
MON CAHIER OBJECTIF TRAINING EN 12 SEMAINES
MON CAHIER 2020 MY LIFE IS BEAUTIFUL
MON CAHIER 2020

LES BEAUTIFUL GIRLS,
C'EST TOUTE UNE COMMUNAUTÉ !
Retrouvez plein de bonus, de conseils feel good, des recettes, des trainings, et des actus tendance **MADE BY MON CAHIER !**

Un lieu rien que pour vous :

http://mylifeisbeautiful.fr/

Une communauté de filles stylées :

VOUS DÉCHIREZ

mylifeisbeautiful.fr mylifeisbeautiful.fr

Direction : Jean-Louis Hocq
Direction éditoriale : Marion Guillemet-Bigeard
Édition : Gwladys Greusard
Conception et mise en couleur de la couverture : Stéphanie Brepson
Conception des cartes : Sophie Delannoy
Mise en page : Nord Compo
Fabrication : Laurence Duboscq

ISBN : 978-2-263-16961-8
Code éditeur : L16961
Dépôt légal : janvier 2020

Imprimé en France par Clerc
94, rue de la Brasserie, 18200 Saint-Amand-Montrond

SolarEditions
solar_editions

mylifeisbeautiful.fr
mylifeisbeautiful.fr

http://www.mylifeisbeautiful.fr/

Solar, un département d'Édi 8
92, avenue de France, 75013 Paris